Jürgen Herwig · Gabriele Scholl-Schilling

Mein Kind hat Diabetes

Jürgen Herwig
Gabriele Scholl-Schilling
unter Mitarbeit von Karl Colditz

Mein Kind hat Diabetes

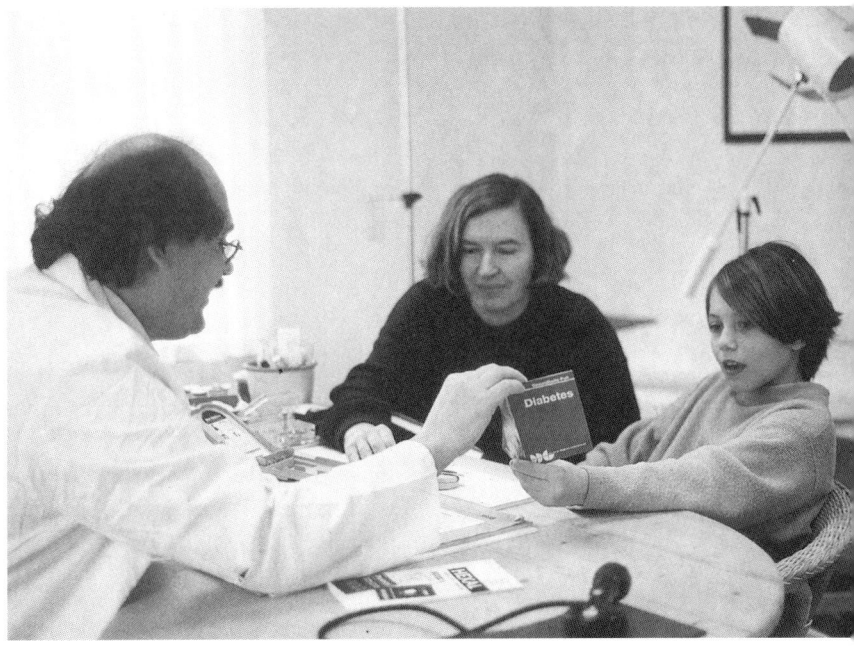

Urania-Ravensburger

Die Deutsche Bibliothek – CIP-Einheitsaufnahme
Ein Titeldatensatz für diese Publikation ist bei Der Deutschen Bibliothek
erhältlich.

© 2000 Urania-Ravensburger in der Dornier Medienholding GmbH, Berlin

Die Verwertung der Texte und Bilder, auch auszugsweise, ist ohne Zustimmung des
Verlags urheberrechtswidrig und strafbar. Dies gilt auch für Vervielfältigungen, Übersetzungen, Mikroverfilmungen und für die Verarbeitung mit elektronischen Systemen.
Die Ratschläge in diesem Buch sind von Herausgeber und Verlag sorgfältig erwogen
und geprüft, dennoch kann eine Garantie nicht übernommen
werden. Eine Haftung des Herausgebers bzw. des Verlags und seiner Beauftragten für
Personen-, Sach- und Vermögensschäden ist ausgeschlossen.
Die Schreibweise entspricht den Regeln der neuen Rechtschreibung.

Umschlaggestaltung: Behrend & Buchholz, Hamburg
Titelfoto: Reiner Grass, Hamburg
Fotos: Dr. Jürgen Herwig/Gabriele Scholl-Schilling, außer S. 11, 21, 33, 49, 81, 93, 103,
113, 125, 143, 151, 165, 179: Redaktionsbüro Stark
Redaktion: Jeanette Stark-Städele
Herstellung: ni:mand · Grafik & Design
Druck: Westermann Druck Zwickau GmbH
Printed in Germany
Gedruckt auf alterungsbeständigem Papier mit chlorfrei gebleichtem Zellstoff

04 03 02 01 00 5 4 3 2 1
ISBN 3-332-01132-4

Inhalt

Vorwort 9

Diabetes mellitus – Entstehung und Ursachen 11
    Diabetes mellitus: die „Zuckerkrankheit" 12
    Die Bedeutung des Insulins 12
    Die Bedeutung des Blutzuckers 13
    Unterschiedliche Typen des Diabetes mellitus 14
    Die Ursachen des Typ-1-Diabetes 15
    Wichtige Elternfragen 20

Diagnose Diabetes: Was ist zu tun? 21
    Die Symptome – wie äußert sich der Diabetes? 22
    Wie wird ein Diabetes diagnostiziert? 25
    Manifestationsverläufe 26
    Die akute Therapie in der Kinderklinik 26
    Die Diabetesschulung 27
    Verlaufsphasen des Diabetes 29
    Wichtige Elternfragen 31

Gesund essen und trinken 33
    Grundlagen der gesunden Ernährung 34
    Die diabetesgerechte Ernährung 36
    Der BE-Plan 40
    Auch Süßes darf sein! 43
    Häufige Probleme bei der Ernährung 45
    Wichtige Elternfragen 47

Insulin – Basis der Diabetestherapie 49
    Grundlagen der Insulintherapie 50
    Die verschiedenen Insuline 51
    Die Insulininjektion 57

Die Injektionstechnik 63
Der Spritz-Ess-Abstand 64
Therapieformen des Diabetes 66
Die konventionelle Insulintherapie (CT) 67
Die modifizierte konventionelle Insulintherapie (MCT) 71
Die intensivierte konventionelle Insulin-
therapie (ICT) 74
Wichtige Elternfragen 79

Stoffwechselselbstkontrollen 81
Blutzuckermessungen 82
Urinzucker- und Ketonkörpermessungen 88
Wichtige Elternfragen 91

Hypoglykämien / Unterzuckerungen 93
Die Symptomatik der Hypoglykämie 94
Formen der Hypoglykämien 96
Ursachen der Hypoglykämien 98
Was ist zu tun? 98
Wichtige Elternfragen 101

Hyperglykämien / Überzuckerungen 103
Merkmale der Hyperglykämie 104
Die Bedeutung der Hyperglykämie 107
Was ist zu tun? 107
Die Korrektur erhöhter Blutzuckerwerte 108
Das Dawn-Phänomen 110
Wichtige Elternfragen 112

Sport und Diabetes 113
Der Glukosestoffwechsel bei Sport 114
Sport spart Insulin 115
Wie groß ist das Hypoglykämierisiko? 116

Sport am Vormittag – der Schulsport 116
Sport am Nachmittag oder am Abend 119
Belastungsintensität und Therapieanpassung 120
Wichtige Elternfragen 123

Mit dem Diabetes leben 125
Keine Außenseiterrolle! 126
Im Kindergarten 126
In der Schule 127
Die Ganztagsbetreuung 128
Ferien und Wochenenden 129
Feste und Feierlichkeiten 130
Wenn Jugendliche auf Partys gehen 132
Ausflüge und Wanderfahrten 132
Erkrankungen 137
Impfempfehlungen 140
Wichtige Elternfragen 141

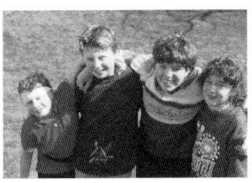

Folgeerkrankungen des Diabetes 143
Welche Langzeitprobleme können entstehen? 144
Wie entstehen Folgeerkrankungen? 144
Diabetische Retinopathie 146
Diabetische Nephropathie 147
Diabetische Neuropathie 148
Diabetische Angiopathie 149
Die Bedeutung der Stoffwechseleinstellung 149
Wichtige Elternfragen 150

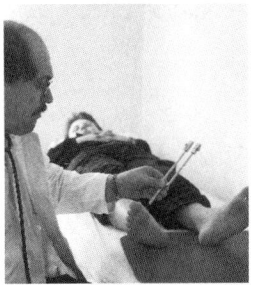

Die Langzeitbetreuung 151
Therapie- und Schulungseinrichtungen 152
Die altersgerechte Schulung 153
Kontrolluntersuchungen 155
Laboruntersuchungen 157

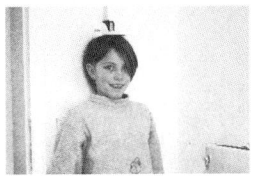

Der Gesundheitspass Diabetes 161
Wichtige Elternfragen 162

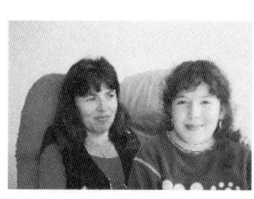

**Die psychischen Folgen für das Kind
und seine Familie** (K. Colditz) 165
    Wie gehen die Eltern mit der Krankheit um? 166
    Miteinander sprechen statt miteinander schweigen .. 167
    Mit der Diagnose fängt alles an 168
    Was kann man dem Kind über den Diabetes mitteilen? . 169
    Eigenverantwortung übergeben
    – eine Gratwanderung 170
    Wie das Vorschulkind die Krankheit erlebt 171
    Das Grundschulkind (7. – 11. Lebensjahr) 174
    Spezielle Probleme bei Jugendlichen
    (ab dem 12. Lebensjahr) 175
    Wie geht man mit psychischen Auffälligkeiten um? ... 176
    Die Geschwister des Diabetes-Kindes 177
    Wichtige Elternfragen 178

Soziale und gesetzliche Regelungen 179
    Das Anrecht auf Unterstützung 180
    Das Schwerbehindertengesetz 180
    Das Pflegegeldgesetz 181
    Krankenkostzulage 182
    Der Führerschein 182
    Berufswahl 184

Anhang 185
    Fremdwörterlexikon 185
    Weiterführende Literatur 189
    Zeitschriften 190
    Kontaktadressen 191
    Über die Autoren 192

Vorwort

Wenn bei ihrem Kind die Diagnose „Typ-1-Diabetes mellitus" gestellt wird, bricht für die meisten Eltern zunächst einmal die Welt zusammen. Wahrscheinlich ist es auch Ihnen so ergangen. Viele Ängste und verzweifelte Hoffnungen auf eine Fehldiagnose oder eine endgültige Heilung dieser Krankheit haben Sie überstanden. Sie wurden von Verwandten und Freunden mit vielen guten Tipps bedacht, die meist leider kaum umsetzbar waren. Denn diese gut gemeinten Ratschläge bezogen sich überwiegend auf den Typ-2-Diabetes, der mit Tabletten behandelt werden kann, und nutzten Ihnen deshalb wenig.

Vor allem aber haben Sie eine Grundschulung in der Kinderklinik erhalten. Denn ein Diabetes kann niemals auf eigene Faust therapiert werden. Die Therapie muss immer von dem betreuenden Diabeteszentrum festgelegt werden. Dort erhalten Sie auch das für die tägliche Betreuung Ihres Kindes notwendige Basiswissen. Vorliegender Ratgeber soll eine Vertiefung dieser Initalschulung bieten. Er kann sie selbstverständlich nicht ersetzen! Betrachten Sie dieses Buch vielmehr als Ergänzung der Grundschulung; es soll Sie zum Nachlesen anregen, um Unsicherheiten im Umgang mit der Erkrankung Diabetes im täglichen Leben zu meistern.

Dieses Buch soll Ihnen helfen, Lösungsmöglichkeiten zu finden, um eine positive Grundeinstellung zum Leben mit Diabetes zu ermöglichen. Je besser Sie über die Krankheit Ihres Kindes Bescheid wissen, umso besser sind Sie in der Lage, sich und Ihrem Kind den Umgang mit dem Diabetes zu erleichtern. So kann es Ihrem Kind gelingen, trotz Diabetes ein weitgehend unbeschwertes Leben zu führen.

Nicht nur das Wissen um Blutzuckerwerte, Stoffwechselkontrollen und Ernährungspläne ist für die Therapie des Diabetes

Vorwort

wichtig, sondern auch die Bedeutung der psychologischen Aspekte muss unbedingt erkannt werden. Damit befasst sich ein wichtiges Kapitel in diesem Buch, in dem die Bedeutung der Krankheitsbewältigung und eventueller emotionaler Probleme aller Familienmitglieder verdeutlicht wird.

Durch einen Erfahrungsaustausch mit anderen Eltern von Kindern oder Jugendlichen mit Diabetes kann die Krankheitsbewältigung verbessert werden. Deshalb empfehlen wir, dass sich die Eltern den bestehenden regionalen Selbsthilfegruppen für Eltern diabetischer Kinder anschließen und dort aktiv mitarbeiten. Denn gemeinsam kann die Akzeptanz der Erkrankung gefördert und die Betreuung der betroffenen Kinder und Jugendlichen mit Diabetes verbessert werden.

Wir danken allen Patienten und Eltern, von deren Erfahrungen wir gelernt haben und ohne die dieser Ratgeber nicht entstanden wäre.

Frankfurt, im Frühjahr 2000

J. Herwig
G. Scholl-Schilling

Diabetes mellitus – Entstehung und Ursachen

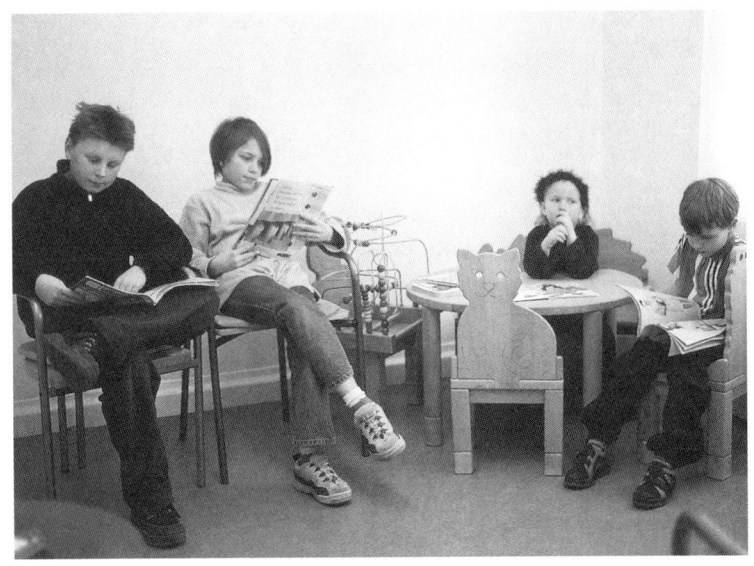

Es gibt verschiedene Formen des Diabetes, die unterschiedliche Ursachen haben. Kinder leiden fast ausschließlich an dem autoimmunbedingten Typ-1-Diabetes.

Diabetes mellitus: die „Zuckerkrankheit"

Die Erkrankung Diabetes mellitus ist allgemein unter dem Begriff „Zuckerkrankheit" bekannt; hierunter leiden vier bis fünf Prozent der deutschen Bevölkerung. Ein Diabetes ist gekennzeichnet durch das Krankheitssymptom der Ausscheidung von Zucker im Urin; wörtlich aus dem Griechischen übersetzt bedeutet Diabetes mellitus „honigsüßer Durchfluss". Der Diabetes ist immer zusätzlich durch erhöhte Blutzuckerwerte charakterisiert. Bei der Erkrankung handelt es sich jedoch keinesfalls um ein einheitliches Krankheitsbild. Ausgelöst werden kann ein Diabetes durch verschiedene Ursachen.

Im Kindes- und Jugendalter stellt der Diabetes mellitus die häufigste hormonelle Erkrankung dar. Die Häufigkeit dieser Krankheit nimmt bei jüngeren Kindern europaweit in den letzten Jahren kontinuierlich zu. Aus noch unklarem Grund besteht ein so genanntes Nord-Süd-Gefälle. Die Diabeteshäufigkeit ist in Nordeuropa (Skandinavien), aber auch in Norddeutschland höher als in südlicheren Regionen.

Um die einzelnen Typen des Diabetes und deren Ursachen verstehen zu können, müssen zunächst die Begriffe Blutzucker und Insulin geklärt werden.

Die Bedeutung des Insulins

Das Insulin ist für den Zuckerstoffwechsel zuständig. Fehlt dieses Hormon, steigt der Blutzucker gefährlich an.

Der Stoff Insulin gehört zu der Gruppe der *Hormone*. Dabei handelt es sich um wichtige, nur in kleinsten Mengen wirksame, körpereigene Wirkstoffe, die für die Regulation des Stoffwechsels als Botenstoffe notwendig sind. Als *Stoffwechsel* wird die Gesamtheit aller Vorgänge bezeichnet, die die Aufnahme, Verdauung und Resorption der Nahrungsbestandteile sowie deren Aufbau zu körpereigenen Substanzen und deren Umbau, Abbau und Ausscheidung beinhaltet.

Insulin wird in den so genannten *Beta-Zellen des Pankreas* (Bauchspeicheldrüse) gebildet und besteht aus 51 Aminosäuren, den Eiweißbausteinen. Die Aufgabe der Beta-Zellen besteht darin, Insulin herzustellen und zur Stoffwechselregulation bedarfsgerecht ins Blut abzugeben. Das Insulin gelangt dann auf dem Weg über das Blut zu den insulinabhängigen Organen; dies sind vor allem Leber, Muskulatur und Fettgewebe. In diesen Zielorganen lagert sich das Insulin an spezifische Rezeptoren (Bindungsstellen) auf der Zelloberfläche an. Dadurch wird die Aufnahme der Glukose (Blutzucker beziehungsweise Traubenzucker) ermöglicht und der *Stoffwechsel der Glukose* zur Energiegewinnung eingeleitet. Außerdem beeinflusst Insulin neben dem Zuckerstoffwechsel auch den Eiweiß- und Fettstoffwechsel, die beide dem Auf- bzw. Abbau körpereigener Substanzen dienen. Die für diese Stoffwechselprozesse notwendige Energie entsteht insulinabhängig durch die Verbrennung der Glukose. Insulin wirkt somit durch die Aufnahme der Glukose aus dem Blut ins Gewebe und deren anschließende Verstoffwechselung *blutzuckersenkend*. Bei einem Mangel an Insulin können diese Stoffwechselvorgänge nicht aufrechterhalten werden und der Blutzucker steigt an – es kommt zur Zuckerkrankheit.

Insulin reguliert die optimale Versorgung des Körpergewebes mit Glukose ohne größere Schwankungen.

Die Bedeutung des Blutzuckers

Normalerweise liegt die Konzentration des Blutzuckers (BZ) in einem Bereich von 60 bis 95 mg/dl, um die Versorgung der Körpergewebe mit Glukose sicherzustellen. Lediglich nach dem Essen steigt der Blutzucker kurzfristig auf maximal 140 mg/dl an, bevor durch die Insulinwirkung wieder eine Absenkung in den

Normbereich erfolgt. Grundsätzlich wird die Blutzuckerversorgung entweder durch die Verdauung (Glukosefreisetzung aus der Nahrung) oder aus den körpereigenen Reserven (Stärke in Leber und Nieren) garantiert. Je nach körperlicher Aktivität, und somit dem *Energiebedarf* entsprechend, werden unterschiedliche Mengen an Energie und damit Glukose benötigt. Bei niedrigen Blutzuckerwerten veranlasst das entstehende *Hungergefühl,* dass dem Körper durch Essen erneut Glukose zugeführt wird.

Unterschiedliche Typen des Diabetes mellitus

Typ-2-Diabetes

Die große Mehrheit von über 90 Prozent der Diabetespatienten erkrankt an dem *Typ-2-Diabetes,* der durch eine verminderte Insulinwirksamkeit charakterisiert ist. Der Organismus versucht dieses Problem zunächst durch erhöhte Insulinspiegel auszugleichen, bevor meist im höheren Alter (deshalb früher Altersdiabetes genannt) die Erkrankung durch die typischen Symptome erkannt wird.

Dieser Diabetestyp kann meist durch Gewichtsabbau und vermehrte körperliche Bewegung behandelt werden. Erst im Falle der Erfolglosigkeit dieser Maßnahmen wird gegebenenfalls eine Therapie mit Tabletten eingeleitet. Diese führen entweder durch vermehrte Insulinabgabe aus den Insulin produzierenden Zellen zu einer Erhöhung der Insulinspiegel im Blut oder bewirken im Rahmen der Verdauung eine Verminderung des Blutzuckeranstiegs. Nach einigen Jahren wird auch bei diesen Typ-2-Diabetikern eine Insulinbehandlung notwendig.

Ein Typ-2-Diabetes im Kindes- und Jugendlichenalter stellt eine Rarität dar. Der Typ-2-Diabetes zeichnet sich durch die Bedeutung erblicher Faktoren aus. Deshalb tritt diese Erkrankung bei bis zu 80 Prozent eineiiger Zwillingspartner und bei 30 bis 40 Prozent der Geschwister betroffener Patienten auf.

Im Rahmen der Behandlung mit einigen *Medikamenten*, z. B. bei hohen Dosen an Cortison, kann es zu erhöhten Blutglukosewerten als Nebenwirkung der Medikamente kommen. Ein solcher *medikamentös verursachter* Diabetes ist jedoch meist nur von vorübergehender Bedeutung.

Medikamentös verursachter Diabetes

Außerdem entsteht bei einigen anderen Grunderkrankungen wie Mukoviszidose und Thalassaemia im Jugendlichen-Alter häufiger als Folge der Zerstörung der Beta-Zellen ein Diabetes, auch *sekundärer Diabetes* genannt. In extrem seltenen Fällen besteht bei Kindern und Jugendlichen ein komplexes Krankheitsbild mit einer Insulinresistenz, die durch verminderte Wirksamkeit des Insulins gekennzeichnet ist und zu erhöhten Blutzuckerwerten führen kann.

Sekundärer Diabetes

Die Ursachen des Typ-1-Diabetes

Die überwiegende Mehrzahl der Kinder und Jugendlichen mit Diabetes leidet an einem Insulinmangel-Diabetes, auch Typ-1-Diabetes genannt. Hierbei handelt es sich um eine Autoimmunerkrankung mit vielen ursächlichen Faktoren.

Diabetes als Autoimmunerkrankung

Unter einer Autoimmunerkrankung versteht man den Verlust der natürlichen immunologischen Toleranz für das körpereigene Gewebe, d. h. das Immunsystem bekämpft Teile des eigenen Körpers auf die gleiche Weise wie Krankheitserreger. Zu diesen Autoimmunerkrankungen zählen z. B. auch die rheumatischen Erkrankungen. Auch der Typ-1-Diabetes gilt als eine *Autoimmunerkrankung*.

Beim Typ-1-Diabetes richtet sich das Immunsystem gegen den eigenen Körper.

Diabetes mellitus – Entstehung und Ursachen

Beim Diabetes werden dabei die Insulin produzierenden Beta-Zellen des Pankreas von der Immunabwehr angegriffen, indem Antikörper gebildet werden, die zur Zerstörung der Beta-Zellen führen. In Speziallabors lassen sich aus Blutproben die für den Typ-1-Diabetes spezifischen Antikörper bei etwa 80 Prozent der neu erkrankten Kinder und Jugendlichen nachweisen. Dadurch kann in den meisten Fällen als Ursache des Diabetes ein solcher Autoimmunprozess bewiesen werden. Allerdings muss betont werden, dass dieser immunologische Prozess bereits viele Wochen oder sogar Monate vor dem Ausbruch des Diabetes beginnt.

Die beweisenden Antikörper (AK) sind:
- Inselzellantikörper (ICA),
- Insulinautoantikörper (IAA),
- Glutamatdecarboxylase (GAD-AK),
- Tyrosinphosphatase-Antikörper (IA2-AK).

Kann die Entstehung eines Diabetes bei Antikörpernachweis verhindert werden?

Bestimmte Antikörper weisen auf eine hohe Erkrankungswahrscheinlichkeit hin.

Die Bedeutung dieser Antikörper wird durch *Familienstudien* gezeigt, die durchgeführt werden, um die Entwicklung eines Diabetes bereits lange vor der tatsächlichen Erkrankung zu erkennen. Dies ist Voraussetzung für ein therapeutisches Eingreifen, um den Ausbruch des Diabetes in Zukunft zu verhindern oder zumindest zu verzögern. In diesen Studien wird nachgewiesen, dass 80 bis 90 Prozent der erstgradig Verwandten von Diabetikern (Eltern, Geschwister, Kinder) einen Diabetes entwickeln, wenn mindestens drei Antikörper gefunden werden. Die *Erkrankungswahrscheinlichkeit* liegt dann innerhalb der nächsten fünf Jahre bei bis zu 80 Prozent.

An einigen Diabetesbehandlungszentren werden zurzeit Studien durchgeführt, um durch eine nebenwirkungsfreie Behandlung den Ausbruch des Diabetes zumindest zu verzögern. Dieses Angebot bezieht sich auf die Geschwister von Diabetikern, bei denen diese Antikörper nachgewiesen wurden, weil diese als Risikogruppe für einen Diabetes angesehen werden können.

Welche Rolle spielt die Vererbung für den Diabetes?

Die Bedeutung der Vererbung beim Typ-1-Diabetes wird durch Studien an eineiigen Zwillingen ersichtlich. Wenn ein Zwilling an einem Diabetes leidet, erkrankt in etwa 40 Prozent der Fälle auch der Zwillingspartner. Diese Studien beweisen jedoch gleichzeitig, dass kein direktes *„Diabetes-Gen"* existiert, weil sonst alle Zwillingspartner bei genetischer Identität erkranken müssten.

Bestimmte Gene werden aber gehäuft bei Typ-1-Diabetikern gefunden. Diese gehören zu der wichtigen Gruppe derjenigen Gene, die für die individuellen HLA-Merkmale des Menschen zuständig sind. Die HLA-Merkmale sind verantwortlich für die immunologische Identität eines Menschen; aus diesem Grund können z. B. Organtransplantationen nur bei entsprechender HLA-Identität durchgeführt werden. Die HLA-Merkmale können durch aufwändige Blutuntersuchungen in Speziallabors nachgewiesen werden. Bei Kindern mit einem Typ-1-Diabetes finden sich in über 90 Prozent der Fälle entweder die Moleküle *HLA-DR3 oder HLA-DR4* oder auch deren Kombination (HLA-DR3 und 4). Als Gene, die die Entstehung eines Diabetes eher unwahrscheinlich machen und insofern als *„Schutzgene"* angesehen werden, gilt der Nachweis von *HLA-DR2 oder HLA-DR5*.

Mit modernen serologischen und molekularbiologischen Methoden lässt sich die Erkrankungswahrscheinlichkeit noch exakter bestimmen und eingrenzen. Eine noch direktere Beziehung zum Diabetes besteht für HLA-DQ-Merkmale. Heutzutage können allein 26 unterschiedliche Formen des HLA-DQB1-Gens nachgewiesen werden, der größte Teil des Erbrisikos für die Erkrankung an Diabetes wird den Merkmalen *HLA-DRB1*401,*

Es existiert zwar kein spezielles „Diabetes-Gen", doch gibt es durchaus Risikogene für Diabetes.

-DQA1*0301, -DQB1 *0302 und HLA-DQA1*501, -DQB1*0201 zugeschrieben.

Lösen Infektionen einen Diabetes aus?

Viele Eltern berichten, dass dem Auftreten des Diabetes ein Infekt des Kindes in den vorherigen zwei bis vier Wochen vorausging. Dabei handelt es sich überwiegend um Atemwegsinfekte (virusbedingte Erkältungskrankheiten), Mittelohrentzündungen oder auch Magen-Darm-Infekte. Damit stellt sich die Frage, ob diese Infektionen *ursächlich* für den Diabetes sind. Diese Frage kann mit Sicherheit verneint werden! Trotzdem muss betont werden, dass Entzündungserreger (besonders Viren) an der Entstehung des Diabetes mit beteiligt sein können. Diese Infekte wirken aber nur im Zusammenhang mit erblichen Risikofaktoren und den Autoimmunphänomenen. Die größte Bedeutung haben hier die Röteln-, Mumps- und Coxsackie-Viren.

Viren können zwar an der Entstehung eines Diabetes beteiligt sein, eine Infektion ist aber nie die alleinige Krankheitsursache.

Bereits während der Schwangerschaft kann eine *Rötelninfektion* der Mutter auf das Kind übertragen werden und zur Infektion des Kindes führen. Diese Kinder weisen im späteren Leben ein deutlich erhöhtes Diabeteserkrankungsrisiko auf. Interessant ist, dass die betroffenen Kinder meist auch Träger der entsprechenden Risikogene sind.

Rötelninfektion

Als Folge einer *Mumpsinfektion* wurde vor Jahren die Beta-Zell-Schädigung mit anschließender Entwicklung eines Diabetes diskutiert. Inzwischen konnte jedoch nachgewiesen werden, dass Mumps einen Diabetes nicht auslöst.

Mumpsinfektion

Heute wird vor allem die Gruppe der *Coxsackie-Viren* als Auslöser des Diabetes angesehen. Diese Viren lösen die im Kindesalter häufigen Erkältungserkrankungen aus. Ähnlich wie bei der Rötelninfektion kann besonders eine Untergruppe, die Coxsackie-B-Viren, durch die Infektion während der Schwangerschaft beim Kind eine Reaktion veranlassen, die einen Autoimmunprozess mit fortschreitender Zerstörung der Beta-

Coxsackie-Viren

Die Ursachen des Typ-1-Diabetes

Zellen einleitet. Coxsackie-Stämme, die an der Entstehung des Diabetes mitbeteiligt zu sein scheinen, wurden auch bei Kindern und Jugendlichen mit frisch aufgetretenem Typ-1-Diabetes gehäuft nachgewiesen. Auch andere Viren wie Zytomegalie-, Windpocken-, Kinderlähmungs- oder Influenza-Virus können bei der Entstehung des Diabetes eine Rolle spielen.

Weitere diabetesbegünstigende Faktoren

Als weitere, den Diabetes mitverursachende Faktoren werden heute diskutiert:
- frühzeitige Kuhmilchernährung im Säuglingsalter,
- eiweiß- und fettreiche Ernährung im Kindesalter,
- häufiger Verzehr großer Mengen an Nitrosaminen und Nitriten (gepökelte Fleisch- und Wurstwaren),
- einige Umweltgifte (Toxine), die in Lebensmitteln enthalten sein können.

Dabei gilt festzuhalten, dass diese Faktoren allein sicherlich keinen Typ-1-Diabetes auslösen können, sondern gegebenenfalls nur eine bereits latente Krankheitsdisposition verstärken können. Auch der Nachweis einer Beteiligung dieser einzelnen Faktoren ist im Einzelfall kaum zu erbringen. Antikörper als Hinweise auf den Autoimmunprozess, der für die Entstehung des Typ-1-Diabetes ursächlich ist, werden dagegen in über 80 Prozent der Fälle nachgewiesen.

> *Die Entstehung eines Typ-1-Diabetes im Kindesalter stellt ein multifaktorielles Geschehen dar. Hauptursache ist die Zerstörung der Beta-Zellen durch Antikörper. Zusätzlich können erbliche Faktoren das Risiko für die Erkrankung erhöhen. Infektionen, Umweltgifte und Fehlernährung begünstigen die Entwicklung eines Diabetes.*

Wichtige Elternfragen

Wird unser jüngeres Kind auch an Diabetes erkranken?
Die Wahrscheinlichkeit der Diabeteserkrankung liegt für Geschwister von Diabetikern mit etwa sieben Prozent zwar niedrig, aber grundsätzlich höher als in der übrigen Bevölkerung mit 0,3 Prozent. Dies ist natürlich nur eine statistische Zahl und sagt für den Einzelfall kaum etwas aus. Nur durch die Untersuchung auf Antikörper und eine HLA-Typisierung kann eine individuell exaktere Risikoabschätzung erfolgen.

Kann unsere Tochter später Kinder bekommen?
Der Kinderwunsch einer Frau mit Diabetes stellt heutzutage kein größeres Problem dar. Das Risiko, an Diabetes zu erkranken, beträgt für Kinder lediglich etwa vier Prozent, wenn ein Elternteil an einem Typ-1-Diabetes leidet. Das erbliche Risiko durch den Vater liegt mit fünf Prozent aber doppelt so hoch wie dasjenige der Mutter mit 2,5 Prozent. Allerdings steigt die Erkrankungswahrscheinlichkeit auf etwa 20 Prozent an, wenn beide Eltern betroffen sind.

Ich habe während der Schwangerschaft häufig Kassler gegessen und mein Kind nicht gestillt. Habe ich deshalb Schuld am Diabetes meines Kindes?
Diese Frage kann verneint werden. Durch den Verzehr größerer Mengen an Nitrosaminen oder durch frühzeitige Ernährung des Säuglings mit Kuhmilch wird lediglich das statistische Risiko für die Erkrankung an Diabetes erhöht. Ursächlich für den Diabetes ist bei nachgewiesenen Antikörpern sicherlich der Autoimmunprozess, der durch diese Ernährungsfaktoren nur begünstigt wird.

Diagnose Diabetes: Was ist zu tun?

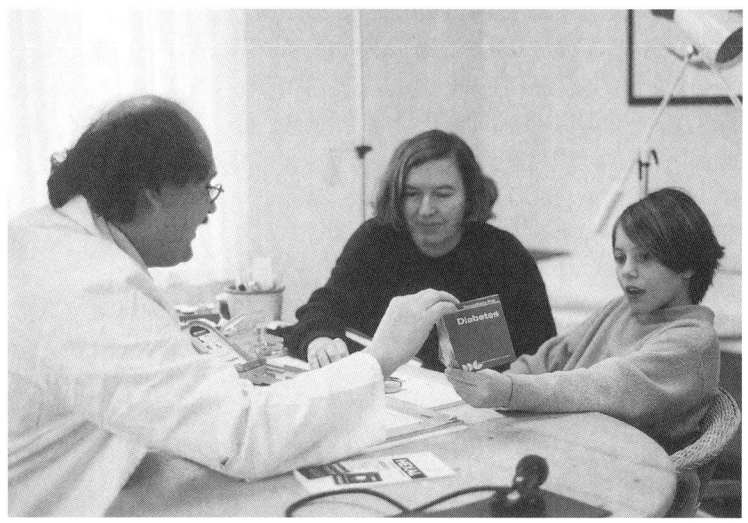

Die Diagnose ist für Eltern und Kind ein Schock. Schnelles Handeln und eine exakte Behandlung sind unabdingbar. In der Diabetesschulung werden die Grundlagen der Therapie erlernt.

Diagnose Diabetes: Was ist zu tun?

Die Symptome – wie äußert sich der Diabetes?

Die achtjährige Pia hat seit zehn Tagen extrem viel Durst, muss alle zwei bis drei Stunden zur Toilette und nässt seit zwei Nächten wieder ein. Sie sieht blass aus, wirkt sehr müde, hat etwa drei Kilogramm Gewicht verloren, obwohl sie immer über Hunger und Durst klagt und viel Süßes zu sich nimmt. In der Schule haben sich ihre Leistungen zuletzt verschlechtert. In der Freizeit hat sie keine Lust mehr zum Ballett. Die Mutter stellt sie wegen Verdacht auf Blasenentzündung bei der Kinderärztin vor, die im Urin Zucker und Ketonkörper misst. Ein Hinweis auf eine Entzündung ergibt sich nicht. Die Blutzuckermessung etwa eine Stunde nach der Aufnahme von 200 ml Apfelsaft zeigt einen Wert von 582 mg/dl an. Daraufhin weist die Kinderärztin das Mädchen wegen Verdacht auf Diabetes in die Kinderklinik ein, um die Diagnose zu sichern und die Therapie einzuleiten.

In dieser Fallgeschichte sind die typischen Krankheitszeichen aufgeführt. Diese Symptome und damit der Erkrankungsbeginn des Diabetes wird als *Manifestation* bezeichnet.

Die Symptome des Diabetes

Alle Anzeichen des Diabetes, die bei der Manifestation auftreten, erklären sich aus der *fehlenden Insulinwirkung:*

Eine Vielzahl körperlicher Anzeichen weisen auf einen Diabetes hin.

- Insulin hält den Blutzucker im Normbereich von 60 bis 95 mg/dl konstant. Deshalb führt ein Insulinmangel automatisch zu *erhöhten Blutzuckerwerten,* weil ohne Insulin die Glukose-Aufnahme in die meisten Gewebe nicht erfolgt.
- Erhöhte Blutzuckerwerte über 180 mg/dl führen zu einem Glukoseverlust über den Urin als *Urinzucker.*
- Die Urinzuckerausscheidung bedingt einen Wasserverlust, der sich durch große *Urinmengen* zeigt.

Die Symptome – wie äußert sich der Diabetes?

- Dieser Verlust an Wasser verursacht einen teils *exzessiven Durst* auf mehrere Liter Flüssigkeit pro Tag.
- Ein Insulinmangel bewirkt eine Störung des Energiestoffwechsels. Normalerweise erfolgt der Energiegewinn durch Verbrennung der Glukose. Die lebensnotwendige Energie wird in diesem Fall durch den Abbau der körpereigenen Fettreserven gewonnen. Ohne Glukosestoffwechsel ist ein vollständiger Abbau der Fette (Fettsäuren) jedoch nicht möglich, sodass als Endprodukte so genannte Ketonkörper (Azeton) in großer Menge entstehen. Diese Ketonkörper führen als Säuren zu einer *Ketoazidose* (Übersäuerung des Körpers).
- Dieser Fettgewebsabbau führt zusammen mit dem Wasserverlust zu einer *Gewichtsabnahme*.
- Neben allen aufgeführten Faktoren ist vor allem die Übersäuerung des Körpers für eine *Beeinträchtigung des Gehirns* verantwortlich: Diese zeigt sich anfangs durch Müdigkeit, Abgeschlagenheit, Leistungs- sowie Konzentrationsschwäche, später kommt es zu einer Bewusstseinstrübung und schließlich sogar zum *diabetischen Koma* (Bewusstlosigkeit).

Das diabetische Koma

Das Auftreten eines diabetischen Komas ist heutzutage glücklicherweise infolge eines besseren ärztlichen Problembewusstseins und somit einer früheren Diagnosestellung sehr selten. Im diabetischen Koma besteht *Lebensgefahr* für das Kind oder den Jugendlichen! Bei Bewusstlosigkeit/Koma von Kindern und Jugendlichen ist zunächst nur selten der Grund bekannt; neben dem Diabetes kommen viele andere Ursachen in Frage. Alle bewusstlosen Kinder und Jugendlichen müssen sofort notfallmäßig auf einer *Kinder-Intensivstation* aufgenommen werden. Dort wird die Diagnose gestellt und die entsprechende Notfalltherapie eingeleitet.

Diagnose Diabetes: Was ist zu tun?

In welchem Alter manifestiert sich ein Diabetes?

Ein Typ-1-Diabetes kann grundsätzlich in jeder Altersgruppe auftreten. Der früher gebräuchliche Begriff des „juvenilen Diabetes" zeigt aber, dass jüngere Menschen unter 30 Jahren bevorzugt erkranken. Das durchschnittliche Alter liegt bei der Manifestation statistisch um das zwölfte Lebensjahr. Ein Großteil der Typ-1-Diabetiker wird deshalb vom Kinderarzt diagnostiziert und betreut. Die Diabeteshäufigkeit nimmt vor allem bei jüngeren Kindern unter acht Jahren in den letzten Jahren zu. Im ersten Lebensjahr ist die Manifestation des Diabetes jedoch eine Seltenheit, bei neugeborenen Säuglingen sogar eine Rarität.

Diabetes kann schon bei Kleinkindern auftreten, meist jedoch um das zwölfte Lebensjahr.

Was fällt den Eltern auf?

Bei der Manifestation berichten die Eltern meist darüber, dass die Anzeichen des Diabetes bei ihrem Kind seit etwa ein bis drei Wochen bestanden haben.

Die geschilderten Symptome sind der extreme Durst des Kindes, die *großen Urinmengen bei häufigem Harndrang* und der *Gewichtsverlust*, obwohl das Kind oft sehr viel gegessen und vermehrt nach Süßigkeiten verlangt hat.

Oft wird auch ein erneutes *Einnässen* eines bereits sauberen Kindes beobachtet. Dies erklärt sich durch die großen Flüssigkeitsmengen, die das Kind mit dem Urinzucker verliert.

Das Kind wirkt müde und schlapp, trinkt viel und verlangt oft nach Süßigkeiten.

Zusätzlich fällt den Eltern oft eine ausgeprägte *Blässe* ihres Kindes auf. Die erkrankten Kinder wirken ausgesprochen *krank* und sind vor der Diagnosestellung zunehmend *müde, schlapp und lustlos*. Der typische „fruchtige" *Geruch aus dem Mund*, der durch den Gehalt an Ketonkörpern in der Atemluft entsteht, wird von Eltern oder Angehörigen zwar bemerkt, aber selten richtig gedeutet. Meist kann er erst nachträglich eingeordnet werden.

Wie wird ein Diabetes diagnostiziert?

Eine *Verdachtsdiagnose* kann durch eine Bestimmung des Blutzuckers, des Urinzuckers und der Ketonkörper im Urin durch den Kinderarzt in wenigen Minuten gestellt werden. Bei auffälligen Werten sollte als Konsequenz die *sofortige stationäre Einweisung* in das nächstgelegene Zentrum für die Behandlung des Diabetes im Kindesalter erfolgen! Dies ist notwendig, weil Kinder und Jugendliche im Gegensatz zu Erwachsenen schneller eine Stoffwechselentgleisung bei der Diabetesmanifestation entwickeln: Je jünger die Patienten sind, desto rascher entsteht eine Ketoazidose mit drohendem diabetischem Koma.

Zur Diagnose des Diabetes werden verschiedene Untersuchungen durchgeführt.

Die Diagnostik des Diabetes

Die endgültige Diagnose des Diabetes wird durch folgende Laborwerte gesichert:

- Blutzuckermessung: Der aktuelle Blutzucker liegt fast immer über 200 mg/dl, auch Werte zwischen 500 und über 1000 mg/dl werden, abhängig vom Zeitpunkt der letzten Mahlzeit, gelegentlich gemessen.
- Urinzucker-/Ketonkörpermessung: Oft besteht eine ausgeprägte Glukose- und Ketonkörperausscheidung im Urin. Häufig können die Kinder jedoch kaum Wasser lassen.
- Messung der Ketoazidose: Das Ausmaß wird durch die Ketonkörperbestimmung sowie eine Blutgasanalyse bestimmt.
- Flüssigkeits- und Salzverlust: Anhand des Blutbildes lässt sich der Grad des Flüssigkeitsverlustes einschätzen; die Blutsalze müssen vor Therapiebeginn bekannt sein.
- Bestimmung der Antikörper- und HLA-Merkmale: Die Bestimmung der diabetesspezifischen Antikörper und der HLA-Merkmale erfolgt zur Sicherung der Diagnose des autoimmunbedingten Diabetes.

Diagnose Diabetes: Was ist zu tun?

Manifestationsverläufe

Je später die Diagnosestellung erfolgt, umso ausgeprägter sind die Symptome.

Je später der Zeitpunkt der Diagnosestellung, desto ausgeprägter ist die Stoffwechselentgleisung bei der Manifestation. Die Einstufung des Schweregrades ergibt sich aus den klinischen Symptomen und den Laborwerten. Es werden unterschieden:

- *Milde Manifestation:* Starker Durst mit großen Trink- und Urinmengen, Gewichtsabnahme, Abgeschlagenheit, Mattigkeit und Leistungs- sowie Konzentrationsschwäche.
- *Mittelschwere Manifestation:* Zusätzlich ausgeprägte Zeichen des Wasserverlustes wie trockene Haut und ausgetrocknete Schleimhäute, belegte, trockene Zunge, rissige Lippen und eingesunkene, weiche Augäpfel. Hier kann ein ausgeprägter Flüssigkeitsverlust von fünf bis zehn Prozent des Körpergewichts angenommen werden.
- *Schwere Manifestation:* Zu den beschriebenen Symptomen kommen hinzu: der Azetongeruch der Atemluft, Übelkeit, Erbrechen, Bauchbeschwerden, Kopfschmerzen, Bewusstseinsstörung mit Unruhe und Angstzuständen sowie Bewusstseinstrübung bis zur Bewusstlosigkeit. Dies geht einher mit einer sehr tiefen, langsamen Atmung. In seltenen Fällen werden auch Krampfanfälle beobachtet.

Die akute Therapie in der Kinderklinik

Die Therapie eines Diabetes erfolgt anfangs immer in der Klinik.

Nach der Aufnahme im Krankenhaus erfolgt als Therapie bei der Manifestation meist eine Insulingabe über die Vene (i.v.-Therapie, siehe Seite 51). Sie muss drei Bedingungen erfüllen:

- Senkung des Blutzuckers,
- Ausgleich der Ketoazidose und
- Behebung des Flüssigkeits- sowie Blutsalzdefizits.

Daneben sollte schnellstmöglich die *Insulintherapie* eingeleitet werden, begleitet von einer Infusionstherapie zum Ausgleich und zur Stabilisierung des Flüssigkeits- und Blutsalzhaushaltes. Nach der Behebung der Stoffwechselentgleisung wird nach etwa ein bis zwei Tagen mit einer s.c.-Insulintherapie (Spritzen des Insulins ins Unterhautfettgewebe, siehe Seite 51) begonnen, die einen bedarfsgerechten Ernährungsplan voraussetzt.

Die Dauer des stationären Aufenthaltes bei der Manifestation liegt bei zehn bis 14 Tagen. Die Entlassung setzt eine gute Stoffwechseleinstellung mit stabilen Blutzuckerwerten zwischen 70 und 140 mg/dl voraus, wozu eine tägliche Anpassung der Insulindosis erforderlich ist. Außerdem müssen sich die Patienten und deren Eltern zutrauen, die im Rahmen einer Schulung erworbenen Kenntnisse zu Hause selbstständig umzusetzen.

Die Diabetesschulung

Ein Diabetes erfordert eine lebenslange Therapie; eine Heilung des Diabetes ist leider zurzeit noch nicht möglich. Deshalb müssen Eltern und Kinder ab dem dritten Schuljahr während des stationären Aufenthaltes im Rahmen einer *Diabetesschulung* das erforderliche Wissen erwerben, um zu Hause eine selbstständige Therapie des Diabetes durchführen zu können. Dazu sind folgende Fertigkeiten und Grundkenntnisse Voraussetzung:
- Basiswissen zum Diabetes,
- diätetische Kenntnisse,
- Grundkenntnisse zur Insulintherapie, inklusive Blutzuckerkorrektur durch Insulin,
- Insulindosisanpassung bei Über- oder Unterzuckerungen,

Bei der Diabetesschulung in der Klinik erhalten Eltern und Kind das notwendige Wissen und die Fertigkeiten, um zu Hause selbstständig die Therapie durchführen zu können.

Diagnose Diabetes: Was ist zu tun?

- Injektionstechnik,
- Stoffwechselselbstkontrolle mit Dokumentation,
- Maßnahmen bei einer Unterzuckerung,
- Folgeerkrankungen des Diabetes.

Für die allermeisten Eltern sind diese Kenntnisse und Fertigkeiten völlig neu; trotzdem müssen sie sie nun in kürzester Zeit erlernen. Deshalb spielt die Schulung eine zentrale Rolle.

Diese Schulung sollte immer durch eine Diabetesberaterin erfolgen, die spezielle Kenntnisse und Erfahrung in der Betreuung des Diabetes von Kindern und Jugendlichen hat. Grundsätzlich ist es sinnvoll, Eltern und Patienten wegen ihrer unterschiedlichen Interessenlage getrennt zu schulen. Die Eltern benötigen mehr Hintergrundinformationen als ihre Kinder, z. B. beim Thema Folgeerkrankungen

Unterschiedliche Altersgruppen sowie differierende intellektuelle Fähigkeiten machen fast immer eine Einzelschulung notwendig. Da die Zahl der Diabetesmanifestationen in den Kinderkliniken relativ gering ist, ergibt sich nur selten die wünschenswerte Situation, dass bei der Manifestation die Erstschulung in einer Gruppe stattfinden kann.

Jedes Kind muss entsprechend seinem Alter und seinem Verständnis über seine Krankheit aufgeklärt und geschult werden.

Bei der Diabetesschulung von Kindern und Jugendlichen müssen zunächst grundsätzlich bezüglich der Schulbarkeit Altersgruppen gebildet werden:
- Säuglinge und Kleinkinder bis zum 3./4. Lebensjahr,
- Kindergartenkinder bis zum 6. Lebensjahr,
- Schulkinder von 7 bis 12 Jahren,
- Jugendliche in der Pubertät von 12 bis 16 Jahren und
- Heranwachsende ab dem 16. Lebensjahr.

Die Schulungsinhalte müssen dabei den intellektuellen Fähigkeiten des Kindes angepasst sein; das Verständnis führt zu einer zunehmend selbstständigeren Therapieführung.

Die erste Gruppe ist selbstverständlich nicht schulungsfähig. *Kindern im Kindergartenalter* und im ersten Schuljahr fehlt noch das Abstraktionsvermögen, um eine komplexe Erkrankung wie den Diabetes zu verstehen. Sie sind daher nur praktisch anzuleiten in der Technik des Messens von Urin- und Blutzucker. Sie lernen auch schnell, zwischen für sie „erlaubten" und „verbotenen" Lebensmitteln zu unterscheiden.

Kinder ab Ende des zweiten Schuljahres können lesen, schreiben und mit Zahlen über 100 rechnen. Dies sind die Voraussetzungen für eine erste Diabetesschulung, weil jetzt auch die Zahlenwerte des Blutzuckers verstanden und protokolliert werden können.

Jugendliche sind zu logischem und abstraktem Denken fähig. Deshalb werden sie bereits bei der Manifestation inhaltlich auf einem Niveau wie Erwachsene intensiver geschult. Das Thema Folgeerkrankungen wird anfangs aber nur in groben Zügen abgehandelt, um keine Ängste aufkommen zu lassen.

(Zum Thema „Schulung" siehe auch Kapitel 11)

Kinder im Kindergartenalter

Kinder ab dem zweiten Schuljahr

Jugendliche

Verlaufsphasen des Diabetes

Anfangs fragen sich die Eltern natürlich, wie der weitere Verlauf des Diabetes ihres Kindes sein wird. Aufgrund der Erfahrungen mit der Diabetestherapie können meist drei Phasen des zeitlichen Verlaufes vorhergesagt werden. Nach der Manifestation zeigt der Diabetes typische Phasen, die sich durch die Abbildung auf Seite 30 erklären lassen:

Nach Therapiebeginn wird noch in der „Phase der Manifestation" innerhalb von ein bis vier Wochen bei niedrigen Blutzuckerwerten und zunehmender Zahl der Unterzuckerungen eine Insulindosisreduktion notwendig. Dies ist durch die Abgabe nennenswerter Insulinmengen der noch vorhan-

Der Diabetes verläuft meist in drei typischen Phasen.

Diagnose Diabetes: Was ist zu tun?

Die stabile Remissionsphase

denen und funktionsfähigen Beta-Zellen begründet. Wir sprechen von der *„stabilen Remissionsphase"*, in der der *Insulinbedarf unter 0,5 I.E. pro kg Körpergewicht pro Tag* liegt.

In dieser Zeit ist es problemlos möglich, die Blutzuckerwerte stets im Zielbereich von 70 bis 120 mg/dl zu halten. Es liegt eine sehr stabile und optimale Stoffwechselsituation vor. Eine möglichst lang dauernde Remissionsphase wird nur durch „Entlastung" der Beta-Zellen durch eine optimale Insulingabe erreicht. Bezüglich der Diabetestherapie sind Aufwand und Blutzuckerschwankungen gering.

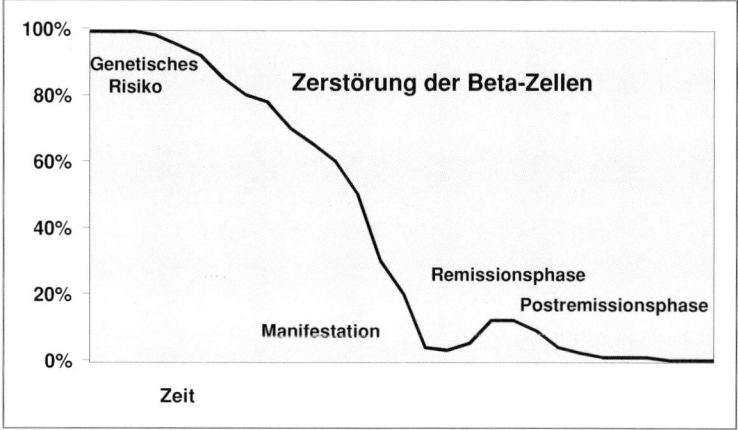

Zeitlicher Verlauf der Abnahme der körpereigenen Insulinproduktion in Prozent während der Entwicklung eines Diabetes und zu Beginn der Erkrankung

Die Remissionsphase dauert durchschnittlich etwa ein Jahr und wird von älteren Kindern häufiger erreicht als von Kleinkindern. Diese Zeit kann wie eine Eingewöhnungsphase betrachtet werden, in der Eltern und Patienten lernen, mit dem Diabetes zu leben.

Die Teilremissionsphase

Trotzdem ist der weitere Verlauf des Diabetes mit steigendem Insulinbedarf vorherzusehen, weil eine fortschreitende Zerstörung der Beta-Zellen nicht aufzuhalten ist. Wir sprechen hier von einer *„Teilremissionsphase"*. Falls die Insulintherapie dem höherem Bedarf nicht angepasst wird, kommt es zu einer Verschlechterung der Stoffwechseleinstellung. Diese Dosisanpassung scheitert häufig an der psychologischen Barriere, d. h. an der Annahme, dass mehr Insulin einen „schlimmeren" Diabetes bedeute. Die abnehmende Restproduktion an körpereigenem Insulin findet meist über mehrere Wochen oder Monate statt. Nach vollständiger Zerstörung der Beta-Zellen müssen alle Patienten notwendigerweise die erforderliche Insulindosis mangels Eigenproduktion komplett substituieren. Diese Phase bezeichnet man als „Postremissionsphase"; sie hält lebenslang an.

Die Postremissionsphase

Verlaufsphasen des Typ-1-Diabetes mellitus		
	Dauer	Insulinbedarf pro Tag
Manifestationsphase	1 – 3 Wochen	0,5 – 1,5 I.E./kg KG
Stabile Remissionsphase	1 – 2 Jahre	unter 0,5 I.E./kg KG
Teilremissionsphase	1 – 3 Jahre	0,5 bis 0,7 I.E./kg KG
Postremissionsphase	lebenslang	über 0,7 bis 1,4 I.E./kg KG

Wichtige Elternfragen

Wie lange muss mein Sohn die Insulintherapie durchführen?
Eine Insulintherapie ist leider nach dem heutigen Stand der Medizin lebenslang notwendig. Der Typ-1-Diabetes ist ein autoimmunbedingter Insulinmangeldiabetes und ermöglicht keine andere Therapieform als die Insulininjektion. Alternative Therapieformen wie die Transplantation der Beta-Zellen werden erforscht, können bisher aber nur als experimentelle Therapien angesehen werden.

Ist ein Krankenhausaufenthalt bei der Manifestation notwendig?
Insulintherapie und Stoffwechselselbstkontrollen sind sofort nach der Diagnosestellung erforderlich, um eine weitere Stoff-

Diagnose Diabetes: Was ist zu tun?

wechselentgleisung bis zum ketoazidotischen Koma zu verhindern. Erst nach Erlernen des Basiswissens und Übens der Fertigkeiten kann eine solche Therapie zu Hause erfolgen. Die Eltern wären in dieser Situation absolut überfordert.

Hilft eine zusätzliche homöopathische oder naturheilkundliche Therapie?
Die Insulintherapie ist leider unabdingbar. Bisher ist keinerlei Effekt durch homöopathische oder naturheilkundliche Therapien bewiesen worden.

Muss meine Tochter jetzt alle ein bis zwei Jahre in die Klinik zur „Neueinstellung"?
Nein! Das Ziel der Schulung ist das Ermöglichen einer selbstständigen Therapieführung. Zusammen mit den Vorschlägen zur Therapieanpassung in der Diabetesambulanz sollte zumindest eine so gute Stoffwechseleinstellung erreicht werden, dass eine stationäre Neueinstellung niemals notwendig wird.

Gesund essen und trinken

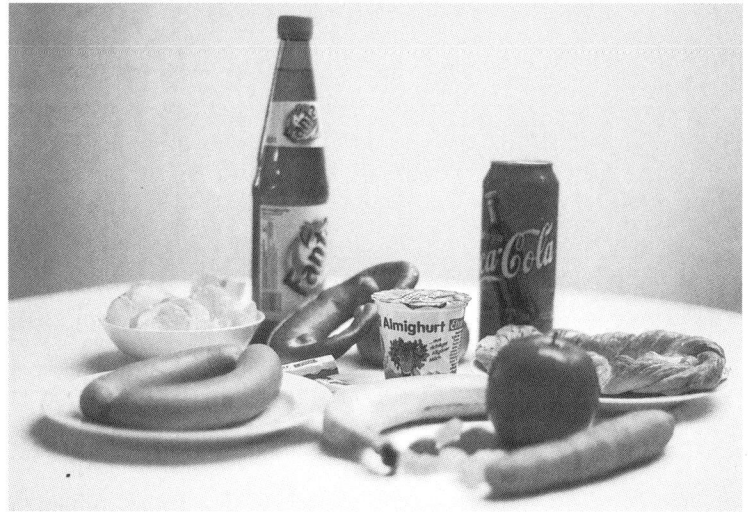

Kinder und Jugendliche mit Diabetes müssen keine spezielle „Diät" einhalten! Und sie müssen auch nicht auf bestimmte Nahrungsmittel völlig verzichten. Trotzdem sind wichtige Punkte bei der Ernährung zu beachten.

Grundlagen der gesunden Ernährung

Ziel ist es, eine gesunde, ausgewogene und diabetesgerechte Ernährung sicherzustellen.

Essen und Trinken stellen die Versorgung des Körpers mit Nährstoffen sicher. Für die optimale Entwicklung jedes Kindes ist eine ausgewogene und gesunde Ernährung wichtig. Dies ist für den Erhalt der Körpersubstanz und das Wachstum eine notwendige Voraussetzung. Außerdem soll das Essen natürlich auch Spaß machen.

Kleine Nährstoffkunde

Als Nährstoffe werden die Inhaltsstoffe der Nahrungsmittel bezeichnet. Dabei wird unterschieden zwischen:
- Energie liefernden Nährstoffen: Eiweiß, Fett und Kohlenhydrate
- energiefreien Nährstoffen: Vitamine, Mineralstoffe, Spurenelemente, Ballaststoffe sowie Wasser

Die Energie liefernden Nährstoffe sind die „Brennstoffe" für den Körper. Sie müssen vor der Aufnahme in den Körper (Resorption) in ihre einzelnen Bausteine zerlegt werden; dieser Vorgang wird Verdauung genannt. Anschließend erfolgt aus diesen Bausteinen der Aufbau in körpereigene Substanzen, wie z. B. das Muskeleiweiß. Als Maßeinheit für die Energie dient die Kilokalorie (kcal) bzw. die Kilojoule (kJ).

| 1 kcal = etwa 4 kJ | 1 kJ = etwa 0,24 kcal |

Der Energiegehalt der Grundnährstoffe beträgt pro Gramm eines Nährstoffs:

- **Kohlenhydrate (KH):** ca. 4 kcal oder ca. 17 kJ
- **Eiweiß (E):** ca. 4 kcal oder ca. 17 kJ
- **Fett (F):** ca. 9 kcal oder ca. 38 kJ

Grundlagen der gesunden Ernährung

Auch die nicht Energie liefernden Nährstoffe wie Vitamine und Mineralstoffe sind lebensnotwendige Nahrungsbestandteile. Sie können vom menschlichen Organismus nicht selbst hergestellt werden, sind aber in geringen Mengen erforderlich, um Mangelzustände zu verhindern.

Vitamine und Mineralstoffe

Wasser ist der wichtigste Nährstoff für den Menschen, auf dessen regelmäßige und ausreichende Zufuhr er täglich angewiesen ist. Es wird dem Organismus durch Getränke, Obst und flüssigkeitshaltige Speisen zugeführt.

Wasser

Die Ballaststoffe sind nur in pflanzlichen Lebensmitteln enthalten; sie sind für den Menschen unverdaulich und dienen vor allem zur Unterstützung der Darmtätigkeit.

Ballaststoffe

Der Nährstoffbedarf

Der Bedarf an Nährstoffen liegt bei Kindern höher als bei Erwachsenen, weil Kinder einen zusätzlichen Bedarf für ihr Wachstum haben. Als Orientierung für den durchschnittlichen Bedarf an Nährstoffen dient die folgende Tabelle:

Alter	Eiweiß (g/kg)	Fett (% der Energie)	Energie (kcal/kg/Tag)	Wasser (ml/kg/Tag)
Säuglinge	1,6	40 – 45	95	110
Kleinkinder	1,2	35 – 40	90	100
Schulkinder	1,1	30 – 35	73	65
Jugendliche	1,0	30 – 35	50	35
Erwachsene	0,8	25 – 30	35	30

Als Nährstoffrelation wird für Kinder folgendes Verhältnis der Energie liefernden Nährstoffe empfohlen:

- 50 – 55 Prozent der Energie sollten als Kohlenhydrate,
- ca. 30 Prozent der Energie sollten als Fett und
- ca. 15 Prozent der Energie als Eiweiß zugeführt werden.

Gesund essen und trinken

Die Vollwert-ernährung entspricht den Grundsätzen einer diabetesgerechten Ernährung.

Optimal: Die Vollwerternährung

Die beschriebene Nährstoffrelation bedeutet im Vergleich zu den heute üblichen Ernährungsgewohnheiten eine Verminderung des Fett- und Eiweißverzehrs und einen erhöhtem Verzehr von kohlenhydrathaltigen Lebensmitteln. Bei gleichzeitiger Erhöhung des Ballaststoffgehaltes entspricht dies den Empfehlungen einer Vollwerternährung. Eine solche gesunde Ernährung, wie sie von Ernährungswissenschaftlern bereits seit Jahren für alle angeraten wird, sollte insofern für alle Familienmitglieder gelten und entspricht auch den Grundsätzen einer diabetesgerechten Ernährung.

Die diabetesgerechte Ernährung

Aus Gründen der Praktikabilität wird bei der diabetesgerechten Ernährung auf die Berechnung aller Nährstoffe verzichtet und lediglich der Kohlenhydratgehalt der Nahrungsmittel kalkuliert. Kohlenhydrate sind „Zuckerstoffe", die als einzelne Zuckerbausteine, zum großen Teil als Traubenzucker (Glukose), bei der Verdauung resorbiert werden. Sie sind insofern für den größten Teil des Blutzuckeranstiegs nach dem Essen verantwortlich und erfordern Insulin für ihre Verstoffwechselung. Der Blutzuckeranstieg durch Eiweiß und Fett spielt bei der Einhaltung der Nährstoffrelation keine wesentliche Rolle und kann vernachlässigt werden.

Die Lebensmittelgruppen

- Die wichtigsten *kohlenhydratreichen Lebensmittel* sind: Getreideprodukte wie Brot, Nudeln und Reis, Kartoffeln, Obst und Milch sowie Sauermilchprodukte.
- Andere Nahrungsmittel wie Fleisch, Fisch, Wurst, Käse, Quark und Eier werden nicht extra berechnet, dürfen *aber*

Die diabetesgerechte Ernährung

wegen ihres hohen Gehaltes an Eiweiß und Fett mit daraus folgendem hohem Kaloriengehalt nicht unbegrenzt verzehrt werden.
- Die meisten Gemüsesorten sowie Blattsalate als *ballaststoffreiche und kalorienarme Lebensmittel* können ohne mengenmäßige Einschränkung bei Appetit auch zwischen den Mahlzeiten gegessen werden (z. B. Tomaten, Karotten, Paprika, Radieschen, Kohlrabi).

Die Berechnung der Kohlenhydrate: BE

Die Aufnahme kohlenhydratreicher Lebensmittel muss mit der Insulinwirkung abgestimmt sein und daher mengenmäßig und tageszeitlich genau festgelegt und berechnet werden.

Zur Vereinfachung der Berechnung der Kohlenhydrate wurde die Maßeinheit BE = Berechnungseinheit (früher Broteinheit) festgelegt.

Eine BE = 10 – 12 g Kohlenhydrate (KH)

Anhand so genannter BE-Austauschtabellen, die die Lebensmittelmengen mit einem Gehalt von 10 – 12 g KH aufführen, können Nahrungsmittel je nach Appetit variabel ausgetauscht werden. Allerdings wird heute parallel zu der BE im Rahmen der internationalen Anpassung auch mit Kohlenhydrateinheiten KE oder KHE (= 10 g KH) gerechnet. Die Deklarationen der Lebensmittelindustrie und die Mehrzahl der BE-Austauschtabellen beziehen sich aber häufig noch immer auf die BE mit 12 g KH.

Um den Energiebedarf zu decken, muss eine genau bestimmte Menge an BE eingenommen werden. Diese BE-Menge kann für Kinder nach folgender Formel berechnet werden:

Energiebedarf (kcal/Tag) = 1000 + (Alter in Jahren x 100)

Von größter Bedeutung ist die Berechnung der zu verzehrenden Kohlenhydratmengen.

37

Gesund essen und trinken

Ein fünfjähriges Kind benötigt somit etwa 1500 kcal pro Tag, entsprechend 15 BE.

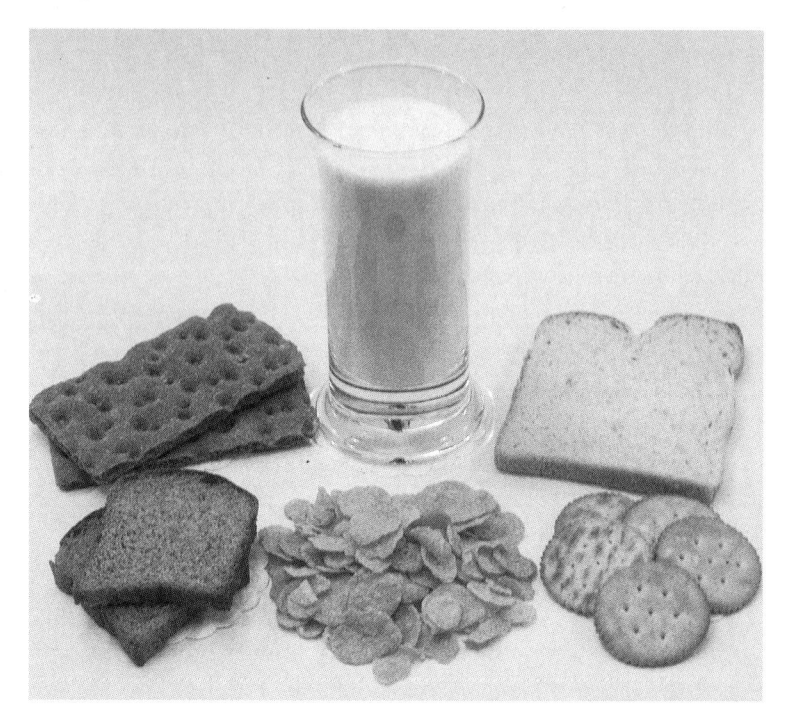

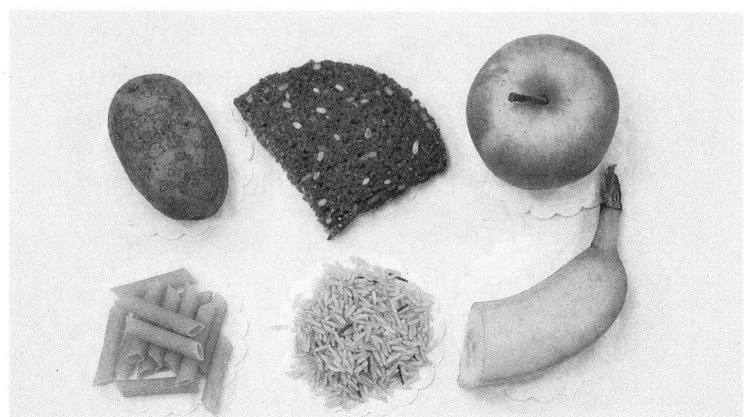

Abbildungen rechts und auf Seite 39: Lebensmittelmengen, die 1 BE entsprechen

Die diabetesgerechte Ernährung

Wie wird der Kalorienbedarf eines Kindes in die BE-Menge umgerechnet?
Lebensmittel enthalten fast immer alle Nährstoffe, jedoch in unterschiedlichen Anteilen.

Insofern kann eine Mahlzeit, beispielsweise ein belegtes Brot mit 1 BE, bei diabetesgerechter Ernährung durchschnittlich mit einem Energiegehalt von ca. 100 kcal kalkuliert werden, weil etwa 50 Prozent der Gesamtenergiezufuhr in Form von Kohlenhydraten erfolgen soll. 1 BE mit 12 g KH ohne sonstige Nährstoffe entspricht somit dem Energiegehalt von ca. 50 kcal (12 g KH x 4 kcal = 48 kcal).

Dies setzt natürlich die Einhaltung der oben beschriebenen Eiweiß- und Fettrelationen voraus. Andernfalls wird bei unbeschränktem Verzehr von eiweiß- und fettreichen Lebensmitteln zwar die BE-Zufuhr eingehalten, die Kalorienzufuhr jedoch unkontrolliert erhöht und die Entwicklung einer übermäßigen Gewichtszunahme gefördert. Außerdem können größere Mengen an Eiweiß und Fett einen scheinbar unerklärlichen Blutzuckeranstieg verursachen, weil der Umbau dieser Nährstoffe in Blutzucker berücksichtigt werden müsste. Eine altersadäquate BE-Zufuhr ist niemals die Ursache von Übergewicht!

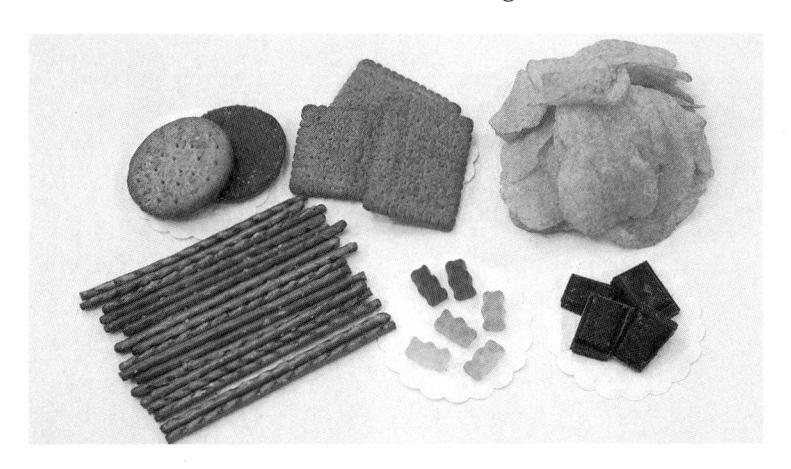

Fast Food: Strikt verboten?

Fast Food ist bei Jugendlichen sehr beliebt und der Verzehr ist auch bei Diabetes möglich. Voraussetzung dafür ist selbstverständlich die Kenntnis der BE-Menge der einzelnen Produkte. Eine überwiegende Ernährung mit Fast-Food-Produkten ist jedoch wegen des zumeist hohen Fettanteils und deshalb auch hohen Kaloriengehaltes nicht anzuraten. Außerdem weisen diese Produkte einen Mangel an Vitaminen und Mineralstoffen auf. Das bei Kindern und Jugendlichen besonders beliebte Ketchup muss in größeren Mengen gemieden werden, weil bereits ein Esslöffel einen Teelöffel Zucker enthält. In diesem Falle muss auf die angebotenen Diät-Produkte zurückgegriffen werden.

Der gelegentliche Verzehr von Fast Food ist auch Jugendlichen mit Diabetes erlaubt.

Der BE-Plan

Im Alltag ergibt sich je nach Art der Insulintherapie die Notwendigkeit, die zu verzehrenden BE mengenmäßig und tageszeitlich als BE-Plan festzulegen. Bei Kindern mit konventioneller Insulintherapie (siehe Seite 67ff.) sind sechs bis sieben Mahlzeiten notwendig, die sich aus drei Hauptmahlzeiten und drei bis vier Zwischenmahlzeiten zusammensetzen. Die Kohlenhydratmenge einer Mahlzeit kann maximal 6 BE betragen, weil größere Kohlenhydratmengen nicht problemlos mit injiziertem Insulin zu versorgen sind. Eine Ausnahme stellt die Therapie mit Lispro-Insulin dar, das den Verzehr von Mahlzeiten mit mehr als 6 BE ermöglicht.

Die Menge der zu verzehrenden Kohlenhydrate muss genau auf die verabreichte Insulindosis abgestimmt werden.

BE-Plan eines dreijährigen Kindergartenkindes mit einem Bedarf von 13 BE pro Tag:

Uhrzeit	8.00	10.00	12.30	14.30	18.00	20.00
BE	2	2	3	1	3	2

BE-Plan eines zehnjährigen Schulkindes mit einem Bedarf von 20 BE pro Tag:

Uhrzeit	7.30	9.30	12.30	13.30	15.30	18.30	20.30
BE	4	2	3	4	0	5	2

Anfangs müssen die zu berechnenden kohlenhydrathaltigen Lebensmittel mit einer Diätwaage, die eine Mindestgenauigkeit von fünf Gramm aufweist, abgewogen werden. Gleichzeitig sollte das Schätzen der BE von Lebensmitteln geübt werden, indem die geschätzte Menge auf der Waage kontrolliert wird.

Die Fähigkeit, BE gut abschätzen zu können, ist beispielsweise für Restaurantbesuche vorteilhaft. Durch regelmäßiges Üben des Schätzens der BE sind nach einiger Zeit meist nur noch wenige Lebensmittel abzuwiegen.

Die Einhaltung des BE-Plans – nicht immer problemlos

Für eine gute Stoffwechseleinstellung ist die Einhaltung des BE-Plans wegen der wechselseitigen Abhängigkeit der blutzuckersenkenden Insulinwirkung und des Blutzuckeranstiegs durch das Essen absolut erforderlich.

Da sich der Appetit bzw. Hunger des Kindes natürlich nicht nach einem Plan richtet, können manchmal durch die Notwendigkeit der Einhaltung eines BE-Plans Probleme auftreten. Gelegentlich werden die Eltern damit konfrontiert, dass das Kind entweder mehr essen will oder zum Zeitpunkt der Mahlzeit keinen Appetit hat und das Essen verweigert.

In solchen Situationen ist neben der Überzeugungsfähigkeit der Eltern auch ein geschicktes Jonglieren mit der Austauschtabelle erforderlich, denn vielleicht wird der Appetit ja geweckt, wenn etwas anderes angeboten wird.

Das Kind wird nicht immer entsprechend dem BE-Plan essen wollen. Dann müssen die Eltern flexibel reagieren.

Gesund essen und trinken

Sind alle BE gleichwertig?
Obwohl jede BE 10 – 12 g KH enthält, ist die Schnelligkeit und Dauer des Blutzuckeranstiegs nach dem Verzehr unterschiedlich. Schnell verdauliche, überwiegend kohlenhydrathaltige Lebensmittel wie Fruchtsäfte oder Obst bewirken einen rascheren, höheren und kurzfristigeren Blutzuckeranstieg als Nahrungsmittel, deren Resorption länger dauert. Dazu gehören ballaststoffreiche Lebensmittel wie Vollkornprodukte. Außerdem wird eine Resorptionsverzögerung der Kohlenhydrate durch den gleichzeitigen Gehalt an Eiweiß und speziell an Fett bewirkt. Insofern wirkt eine Mahlzeit mit z. B. 2 BE Obst und 1 BE Saft nur kurzfristig blutzuckersteigernd und ist deshalb weniger diabetesgerecht als eine Mahlzeit mit 2 BE belegtem Vollkornbrot und 1 BE Obst.

Können Fertigprodukte verwendet werden?
Fertigprodukte der Lebensmittelindustrie weisen meist eine Deklaration der Nährstoffe auf. Diese sind auf 100 g bzw. ml eines Lebensmittels bezogen und können in BE umgerechnet werden. Die Zutaten sind entsprechend ihrem Gewichtsanteil in absteigender Reihenfolge aufgeführt, sodass Lebensmittel, die Zucker als Bestandteil an vorderster Stelle aufweisen (Ketchup), ungeeignet sind. Zucker als „gewürzartiger" Bestandteil eines Lebensmittels an einer der letzten Positionen der Liste ist dagegen vernachlässigbar.

Auch Fertigprodukte können verwendet werden.

Die Berechnung von Rezepten
Für Aufläufe, Suppen oder Kuchen wird entsprechend der Zutatenliste die Gesamt-BE-Menge berechnet. Über die Portionszahl lässt sich dann die BE-Menge der Einzelportion bestimmen:

[BE-Menge der Einzelportion = (Gesamt-BE-Anzahl) geteilt durch (Anzahl der Portionen)].

Auch Süßes darf sein!

Die Geschmacksrichtung „süß" ist vor allem bei Kindern und Jugendlichen sehr beliebt. Sie beruht üblicherweise auf der Verwendung von Haushaltszucker und daraus hergestellten Lebensmitteln. Auf Süßes müssen Diabetiker nicht generell verzichten, sondern nur einige Regeln beachten: So besteht Haushaltszucker (=Saccharose) zu gleichen Teilen aus Trauben- und Fruchtzucker und ist z. B. in Limonaden relativ schnell blutzuckerwirksam. Ein generelles Verbot von Haushaltszucker (10 – 12 g = 1 BE) gilt heutzutage nicht mehr, jedoch sollte die Zufuhr auf eine Menge von maximal zehn Prozent der Gesamtenergie begrenzt werden. Dies gilt jedoch nur für solche Süßigkeiten, die durch den zusätzlich hohen Fettgehalt (wie z. B. Schokolade) den Blutzuckeranstieg verzögern. In Limonaden dagegen kommt der Zucker „pur" vor und führt zu einem schnellen Blutzuckeranstieg. Limonade ist deshalb nur in Situationen wie Unterzuckerung oder Sport geeignet.

Der Konsum von Zucker ist – in Maßen – erlaubt, muss aber gut geplant sein.

Zuckeraustauschstoffe

Als Alternative zu Zucker können zum Süßen auch so genannte Zuckeraustauschstoffe eingesetzt werden, die ohne Insulin verstoffwechselt werden und einen langsameren Blutzuckeranstieg bewirken. Sie lassen sich weitgehend wie Haushaltszucker zum Backen verwenden und schmecken ähnlich. Sie weisen den gleichen Energiegehalt auf wie Haushaltszucker und müssen daher mit 10 – 12 g als 1 BE berechnet werden. Als Zuckeraustauschstoff ist im Handel neben Fruchtzucker (Fruktose) auch Sorbit erhältlich. Die Austauschstoffe Isomalt, Maltit, Xylit und Mannit werden lediglich von der Lebensmittelindustrie diätetischen Produkten zugesetzt und sind nicht im Handel erhältlich.

Gesund essen und trinken

Auch Produkte mit Süßstoffen dürfen nicht unbegrenzt verzehrt werden.

Süßstoffe (Zuckerersatzstoffe)

Süßstoffe sind kalorienfrei bzw. kalorienarm und weisen eine deutlich höhere Süßkraft als Haushaltszucker auf. Aufgrund des fehlenden Kohlenhydratgehaltes werden sie bei der BE-Berechnung nicht berücksichtigt. Zu den Süßstoffen gehören Aspartam, Cyclamat und Saccharin bzw. deren Mischungen sowie Acesulfam-K. Diese Süßstoffe sind flüssig, in Tabletten- oder Pulverform erhältlich und dienen neben dem Süßen von Getränken auch zur Herstellung von Desserts, Kuchen, Gebäck und Konfitüren. Diese Süßstoffe werden von der Lebensmittelindustrie bevorzugt in so genannten kalorienreduzierten Diätprodukten („light") eingesetzt. Allerdings dürfen Süßstoffe nicht unkontrolliert und in unbegrenzter Menge verzehrt werden, da dann ein gesundheitliches Risiko besteht.

Von der Weltgesundheitsorganisation (WHO) werden folgende tägliche Höchstmengen empfohlen:

Süßstoff	Tägliche Höchstmenge pro kg Körpergewicht
Saccharin	bis 5 mg
Cyclamat	bis 11 mg
Aspartam	bis 40 mg (1 Teelöffel = 50 mg)
Acesulfam	bis 15 mg

Diese Höchstgrenzen werden von Kindern bei großzügigem Verzehr vieler entsprechend gesüßter Lebensmittel schnell erreicht oder sogar überschritten. Deshalb sollte die Geschmacksrichtung „süß" nicht gefördert und unterstützt werden.

Probleme mit dem BE-Plan

Stoffwechselgesunde Kinder nehmen häufig viele Kalorien in Form von Limonaden, Säften, Knabbereien und Süßigkeiten zu sich. Da diese bei Diabetikern begrenzt sind, müssen die Kalorien durch „gesunde Lebensmittel" ersetzt werden. Deshalb erscheint Außenstehenden die aufgenommene Nahrungsmenge recht groß zu sein. Doch nur so ist eine kalorisch ausreichende und ausgewogene Ernährung sicherzustellen, die das Entstehen von Unter- oder Übergewicht verhindert.

Die Eltern von Klein- und Grundschulkindern planen üblicherweise Süßigkeiten in „zulässigen" Mengen bereits in den BE-Plan ein, sodass eine diabetesgerechte Ernährung gewahrt bleibt. Deshalb zeigen diese Kinder nur selten Gewichtsprobleme.

Häufige Probleme bei der Ernährung

Ernährungsbedingte Krankheiten wie Übergewicht oder Ess-Störungen nehmen auch schon bei Kindern allgemein zu. Für Kinder und Jugendliche mit Diabetes stellt ein falsches Essverhalten ein noch größeres Problem dar.

Falschem Essverhalten muss unbedingt vorgebeugt werden.

Übergewicht

Bei Nichtbeachtung einer diabetesgerechten Lebensmittelauswahl und großem Appetit kann es zur Entstehung von Übergewicht kommen. Dies finden wir besonders bei Jugendlichen in der Pubertät. Als Übergewicht wird ein Körpergewicht von mehr als 20 Prozent oberhalb des Idealgewichtes angesehen. Dieses Übergewicht ist fast immer Folge der Einnahme übermäßiger Mengen an Eiweiß und Fett. Weit verbreitet ist noch immer der Glaube, bei Hunger Eier, Wurst, Käse, Quark usw. problemlos essen zu können, weil diese Lebensmittel BE-frei sind! Dabei wird der Energiegehalt dieser zusätzlich verzehrten Lebensmittel unterschätzt und es kommt zu einer übermäßigen Gewichtszunahme.

Naschen

Auch bei Kindern und Jugendlichen mit Diabetes sind Süßigkeiten und Knabbereien oft sehr beliebt. Kleine Kinder naschen nur selten heimlich; meist fragen sie ihre Eltern vor dem Verzehr von Süßigkeiten um Erlaubnis.

Ältere Kinder und Jugendliche verzehren hingegen solche Lebensmittel wiederholt und zusätzlich zu den BE. Meist „vergessen" Jugendliche dann, diese Süßigkeiten in den BE-Plan einzuberechnen. Sie naschen durchaus größere Mengen BE und verursachen dadurch wiederholt teils extreme Hyperglykämien. Manchmal injizieren die jugendlichen Diabetiker sogar heimlich zusätzliches Insulin, um nach dem Naschen extreme Hyperglykämien zu vermeiden. Dadurch ergeben sich häufiger ansonsten unverständliche Hypoglykämien, die dann therapeutisch mit weiterer BE-Zufuhr behoben werden müssen.

Der Umgang mit Alkohol

Das Trinken von Bier, Wein und Spirituosen gehört für viele Jugendliche zum Erwachsenwerden dazu. Dies gilt natürlich auch für Jugendliche mit Diabetes.

Jugendliche müssen sorgsam darüber aufgeklärt werden, welche Auswirkungen Alkohol auf den Diabetes hat.

Da Alkohol die Glukosefreisetzung aus der Leber hemmt, besteht bei Diabetikern nach dem Alkoholgenuss das Risiko für Hypoglykämien bei gleichzeitiger verschlechterter Wahrnehmung! Diabetiker sollten deshalb sicherheitshalber zusätzliche BE zu sich nehmen und darauf achten, dass der Blutzucker oberhalb 150 mg/dl liegt, um Unterzuckerungen zu vermeiden. Deshalb müssen Jugendliche mit Diabetes über den Umgang mit Alkohol, dessen Konsequenzen und mögliche Folgen entsprechend aufgeklärt sein. Gegen ein Glas Bier, trockenen Wein oder Sekt ist grundsätzlich nichts einzuwenden. Schwierigkeiten ergeben sich vor allem durch das Trinken größerer Mengen oder hochprozentiger Spirituosen, durch das Betrunkensein und den hohen Kaloriengehalt des Alkohols (7 kcal/g).

Ess-Störungen

Im Vergleich zu Nichtdiabetikerinnen erkranken Diabetikerinnen häufiger an Bulimie oder Anorexie, weil sie sich täglich bewusst mit dem Essen auseinander setzen müssen. Als Anorexie wird eine Magersucht durch Verweigerung des Essens bezeichnet, eine Bulimie zeichnet sich durch „Fressattacken" mit anschließendem Erbrechen aus. Bei den Patientinnen findet sich eine enge Beziehung zwischen Essproblemen und anderen psychologischen Schwierigkeiten.

Stoffwechselgesunde Mädchen in dieser Altersgruppe hungern, um ihr Gewicht zu reduzieren, Diabetikerinnen dagegen provozieren teils gezielt durch eine Insulinunterdosierung eine Urinzuckerausscheidung, um so Gewicht zu verlieren. Dieses Verhalten kann durch bewusst herbeigeführtes Erbrechen oder Verweigerung der Nahrungszufuhr noch verstärkt werden. Erkennbar wird eine solche Störung neben der Gewichtsabnahme durch die ausgeprägten Blutzuckerschwankungen. In solchen Fällen muss eine intensive psychosomatische Therapie erfolgen, bevor wieder eine steuerbare Insulintherapie und Stoffwechseleinstellung möglich werden.

Diabetikerinnen sind stärker gefährdet, eine Ess-Störung zu entwickeln, als stoffwechselgesunde Jugendliche.

Wichtige Elternfragen

Warum wird 1 BE/KHE teilweise mit 10 g und teilweise mit 12 g Kohlenhydraten berechnet?
Sowohl viele Austauschtabellen als auch die industriell hergestellten Diätprodukte beruhen noch auf den Angaben mit 12 g Kohlenhydraten für 1 BE. Hat ein Kind z. B. Appetit auf 240 g Kartoffeln, ist es unerheblich, ob es sich dabei um 3 KHE oder 4 BE Kartoffeln handelt. Es sollte die Menge an Kohlenhydraten erhalten, die dem Nährstoffbedarf und Hunger angepasst ist, wenn die Insulindosis dies zulässt.

Gesund essen und trinken

Muss ich für mein Kind bei der Gabe von Antibiotika- oder Hustensaft die BE berechnen?
Der Kohlenhydratgehalt dieser Medikamente ist meist so gering, dass er vernachlässigt werden kann.

Darf mein Kind „normales" Eis essen?
Fruchteis besteht überwiegend aus Wasser und Zucker (Saccharose) und ist insofern für Diabetiker ungeeignet. Milchspeiseeis wie Vanille-, Schokolade-, Nusseis usw. wirkt jedoch aufgrund des Eiweiß- und Fettgehaltes langsamer blutzuckersteigernd. Es kann insofern von Kindern mit Diabetes durchaus, v. a. als Teil einer Mahlzeit, verzehrt werden.

Ist ein Stück Schokoladensahnetorte mit 3 BE gleichzusetzen mit 3 BE Erdbeer-Obsttorte?
Der Eiweiß- und Kohlenhydratgehalt ist gleich hoch; dies bedeutet prinzipiell einen identischen Insulinbedarf. Der BZ-Anstieg nach Sahne- oder Buttercremetorte tritt wegen des hohen Fettgehaltes später ein und hält länger an. Der Kaloriengehalt ist jedoch im Vergleich zur Obsttorte doppelt so hoch.

Insulin – Basis der Diabetestherapie

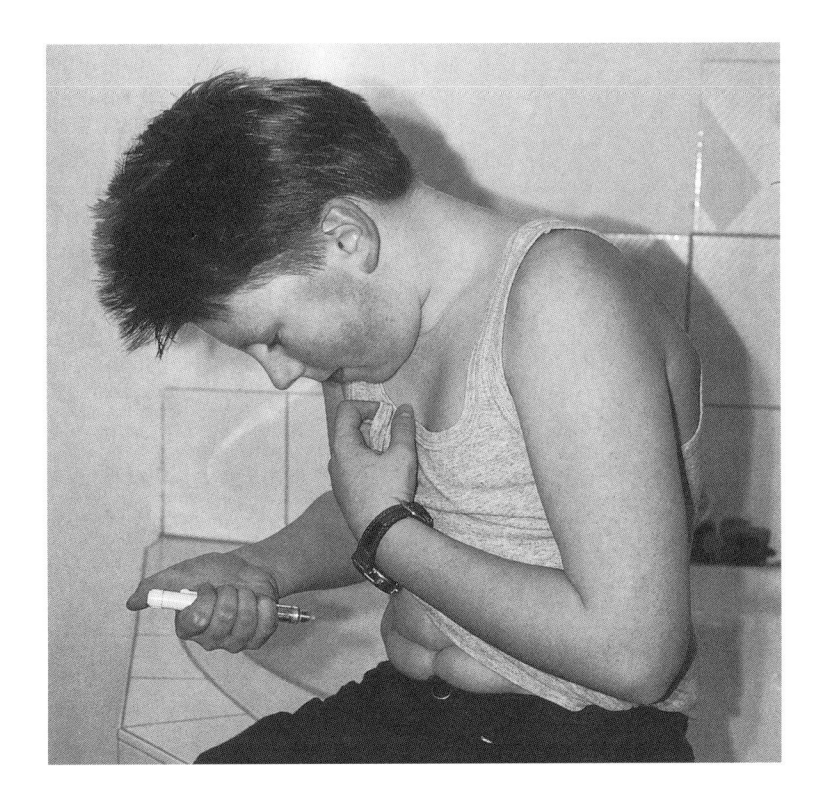

Wenn der Körper selbst kein Insulin produziert, muss es von außen zugeführt werden. Die moderne Insulintherapie soll Diabetikern ein normales Leben ermöglichen.

Grundlagen der Insulintherapie

Die Grundlage der Diabetesbehandlung besteht seit der Entdeckung des Insulins im Jahre 1922 in der Insulininjektion. Erst dadurch wurde es möglich, dass Patienten mit Typ-1-Diabetes mellitus langfristig überleben und ein weitgehend normales Leben führen konnten. Die Insulintherapie stellt die einzig sinnvolle und effektive Behandlung des Typ-1-Diabetes dar.

Die Physiologie des Insulins

Der Körper benötigt Insulin, um die Nahrung zu verwerten und den Blutzucker im Normbereich zu halten.

Die Aufgabe der Beta-Zellen des Pankreas besteht in der kontinuierlichen Blutzuckermessung und der optimal angepassten Abgabe der erforderlichen Insulinmenge über die Pfortader ins Blut, um den Blutzucker konstant zu halten. Über die Pfortader gelangt das Insulin zunächst in die Leber, bevor es die restlichen Gewebe des Körpers erreicht. Das Insulin bewirkt die Aufnahme der Glukose ins Gewebe mit anschließender Verstoffwechselung. Dadurch wird ein ansteigender Blutzucker nach dem Essen wieder in den Normbereich gesenkt. Es wird immer genau so viel Insulin gebildet, wie der Körper zur Verwertung der Nahrung bei nahezu gleich bleibendem Blutzucker benötigt.

Die Stoffwechselsituation bei Diabetes

Bei Diabetikern kann diese exakte Insulinregulation nicht mehr durch die Beta-Zellen erfolgen. Sie muss vielmehr von den Eltern oder dem Kind selbst vorgenommen werden und zwar mit Hilfe von Blutzuckermessungen sowie Insulindosierungen und Insulininjektionen.

Die Verabreichung des Insulins

Das notwendige Insulin wird dem Körper durch Injektionen ins Unterhautfettgewebe zugeführt. Eine Zufuhr von Insulin in

Form von Tabletten statt durch Spritzen wäre für Kinder natürlich wünschenswert. Doch Insulin ist ein Eiweiß-Hormon, das bei der Gabe in Tablettenform durch den Magensaft und die Verdauungsenzyme zerstört und unwirksam gemacht würde. Um den Verdauungsprozess zu umgehen, muss das Insulin deshalb injiziert werden. Dabei gibt es folgende Möglichkeiten der Injektion von Insulin als flüssiger Lösung:
- über die Vene direkt ins Blut (i.v.) oder
- durch das Spritzen unter die Haut, entweder in das Unterhautfettgewebe (s.c.) oder
- in die Muskulatur (i.m.).

Üblicherweise erfolgt die Injektionsform in das Unterhautfettgewebe (subcutan = s.c.). Die erforderliche Insulinmenge wird in Internationalen Einheiten (I.E.) angegeben. Eine I.E. Insulin entspricht einer biochemisch definierten Menge an Insulinmolekülen. Der benötigte Insulinbedarf hängt von vielen Faktoren ab.

Die verschiedenen Insuline

Für die Insulintherapie stehen verschiedene Insuline zur Verfügung. Anfangs wurden Extrakte aus den Bauchspeicheldrüsen von Rindern und Schweinen gewonnen; heute werden wegen der geringeren Antikörperbildung überwiegend Humaninsuline zur Behandlung des Diabetes eingesetzt. Die Humaninsuline werden heutzutage gentechnologisch hergestellt und sind biochemisch mit dem körpereigenen Insulin identisch. Die modernen, hochgereinigten tierischen Insuline unterscheiden sich vom Humaninsulin durch ein (beim Schwein) bzw. durch drei (beim Rind) unterschiedliche Eiweiß-Bausteine (Aminosäuren).

Humaninsuline – tierische Insuline

Insulin – Basis der Diabetestherapie

Insulin-konzentrationen

Von der pharmazeutischen Industrie werden der Insulinlösung zur Vermeidung des Bakterienwachstums Konservierungsstoffe zugesetzt, die den unangenehmen Geruch der Insulinlösung bedingen.

Insuline gibt es in Deutschland in zwei unterschiedlichen Konzentrationen, angegeben als „U-Insuline" (U = Units = I.E. pro ml). Es ist zu unterscheiden zwischen:

- **U40-Insuline:** Insuline mit 40 I.E. pro ml
  (in 10 ml-Flaschen) und
- **U100-Insuline:** Insuline mit 100 I.E. pro ml
  (in 1,5 ml- oder 3,0 ml-Patronen).

Es muss immer darauf geachtet werden, dass die jeweilige Insulinpräparation mit der entsprechenden Insulinspritze verabreicht wird. Üblicherweise wird U40-Insulin mit Spritzen (rote Kappe) und U100-Insulin mit Pens (siehe Seite 60f.) injiziert, sodass eine Fehldosierung ausgeschlossen ist. Lediglich bei defektem Insulin-Pen besteht die Möglichkeit der Injektion des Patronen-Insulins mit U100-Spritzen. Es muss aber darauf geachtet werden, dass die „richtigen" Spritzen für U100-Insulin (orangefarbige Kappe) verwendet werden! Beim Aufziehen des Insulins aus Patronen muss beachtet werden, dass in diesem Fall keine Luft (im Gegensatz zu dem Aufziehen von Insulin aus Flaschen) eingespritzt wird. In den meisten Ländern der Welt wird Insulin ausschließlich als U100-Insulin in Flaschen und Patronen angeboten.

Die Lagerung

Insulin wird üblicherweise in Mengen von 5, 10 oder 20 Flaschen bzw. Patronen rezeptiert. Die Lagerung des Insulinvorrats im Kühlschrank sollte bei Temperaturen zwischen zwei und acht Grad erfolgen, d. h. im Gemüse- oder Butterfach.

Dagegen können die in Gebrauch befindlichen Insulinflaschen bei Raumtemperatur aufbewahrt werden. Eine direkte Sonneneinstrahlung oder die Nähe zu einer Wärmequelle ist zu vermeiden. Insulin-Pens mit eingelegter Patrone dürfen nicht im Kühlschrank aufbewahrt werden, weil es durch die Bildung großer Luftblasen zu Fehldosierungen kommen kann. Sowohl durch Einfrieren als auch durch Erhitzen wird Insulin unwirksam und flockt aus.

Die einzelne Insulinflasche kann problemlos mindestens sechs bis acht Wochen nach Anbruch bei richtiger Aufbewahrung genutzt werden.

Insulinverfärbungen zeigen neben den Ausflockungen an, dass das Insulin nicht mehr wirksam ist. Dies macht sich durch zunächst unerklärbar hohe Blutzuckerwerte bemerkbar, die nach einer Insulininjektion aus einer neuen Flasche wieder in der üblichen Größenordnung liegen.

Die Wirkdauer der Insuline

Neben den unterschiedlichen Insulinarten werden auch bezüglich der Wirkdauer verschiedene Insuline benötigt. Zu Anfang gab es für die Insulintherapie ausschließlich kurz wirkende Insuline (Normalinsulin), die täglich mehrfach verabreicht werden mussten.

Das Therapieziel (konventionelle Insulintherapie, siehe Seite 67ff.) mit nur zweimaligen Insulininjektionen am Tag machte aber die Entwicklung länger wirkender Insuline erforderlich.

Dadurch sollte durch die gleichzeitige Gabe von zwei Insulinen mit unterschiedlicher Wirkdauer eine ausreichende Insulinwirkung über zwölf Stunden erreicht werden.

Heute wird deshalb zwischen kurz wirkenden Normalinsulinen und länger wirkenden Verzögerungsinsulinen unterschieden.

Insulin – Basis der Diabetestherapie

Die Kombination von Normalinsulin und Verzögerungsinsulin ermöglicht eine optimale Diabetestherapie.

Für die blutzuckersenkende Wirkung müssen die Insulinmoleküle zunächst ins Blut übertreten und mit dem Blutstrom zu den insulinabhängigen Geweben des Körpers transportiert werden. Die Aufnahme des Insulins ins Blut erfordert dabei je nach Insulinart unterschiedlich viel Zeit, wodurch sich die unterschiedlichen Wirkzeiten der Insuline erklären.

Normalinsuline

Es handelt sich hierbei um kurz wirkende Insuline (früher auch Altinsuline genannt). Nach der s.c.-Injektion tritt die blutzuckersenkende Wirkung nach 10 bis 30 Minuten ein und endet nach etwa 3,0 bis 5,0 Stunden. Die stärkste Wirkung erfolgt 1,5 bis 3,0 Stunden nach der Injektion.

Lispro-Insulin

Dieses neue Insulin ist ein Insulin-Analogon (Humalog®, Lilly), bei dem zwei Eiweißbausteine in der Reihenfolge ausgetauscht wurden. Dadurch ergibt sich im Vergleich zum Normalinsulin ein rascherer Wirkbeginn von wenigen Minuten und eine kürzere Wirkdauer von etwa 2 bis 2,5 Stunden. (In Deutschland wird dieses Insulin nur als U100-Präparation angeboten.)

Verzögerungsinsuline

Weit überwiegend wird heute als Verzögerungsinsulin wegen der guten und stabilen Mischbarkeit mit Normalinsulin das NPH-Insulin eingesetzt. Die Abkürzung NPH steht für „Neutrales Protamin Hagedorn". In diesen Insulinen liegt für jedes Insulinteilchen ein NPH-Teilchen zur Verzögerung der Insulinwirkung vor (1:1 = isophanes Insulin).

Der Wirkbeginn dieser Insuline liegt bei etwa ein bis zwei Stunden nach s.c.-Injektion, die Wirkdauer kann mit zehn bis zwölf Stunden angesetzt werden. Die Hauptwirkzeit liegt bei vier bis acht Stunden nach der Verabreichung.

Andere Verzögerungsinsuline
Neben den NPH-Insulinen werden von der Industrie zinkverzögerte Insuline angeboten, die sich durch einen späteren Wirkbeginn auszeichnen. Für Kinder und Jugendliche ist besonders das Insulin Semilente MC® der Firma NovoNordisk von Bedeutung. Es hat etwa zwei Stunden nach s.c.-Injektion seinen Wirkbeginn und wirkt fast zwei Stunden länger als NPH-Insulin.

Noch länger wirkende Insuline (länger als 24 Stunden, z. B. Ultratard®, NovoNordisk) haben sich in der Therapie der Kinder und Jugendlichen nicht bewährt, weil sich das Risiko für Unterzuckerungen durch Überlagerung der Insulinwirkungen erhöht. Der Nachteil dieser Insulinpräparationen ist die Unmöglichkeit der stabilen Mischung mit Normalinsulinen.

Kombinationsinsuline
Die Insulinhersteller bieten auch fertig gemischte Insulinpräparationen mit einem festen Mischungsverhältnis von Normal- und NPH-Insulin an. Diese „fixen Mischungen" enthalten je nach Präparat und Hersteller zwischen 10 und 50 Prozent Normalinsulin.

Weitere Insulinanaloga
Einige neu entwickelte Insulinanaloga werden zurzeit in klinischen Studien getestet und werden gegebenenfalls bald zur Therapie zugelassen.

Sie weisen andere Wirkprofile auf als die bisher eingesetzten Insuline und ermöglichen dadurch vereinfachte Therapieprinzipien.

Insulin – Basis der Diabetestherapie

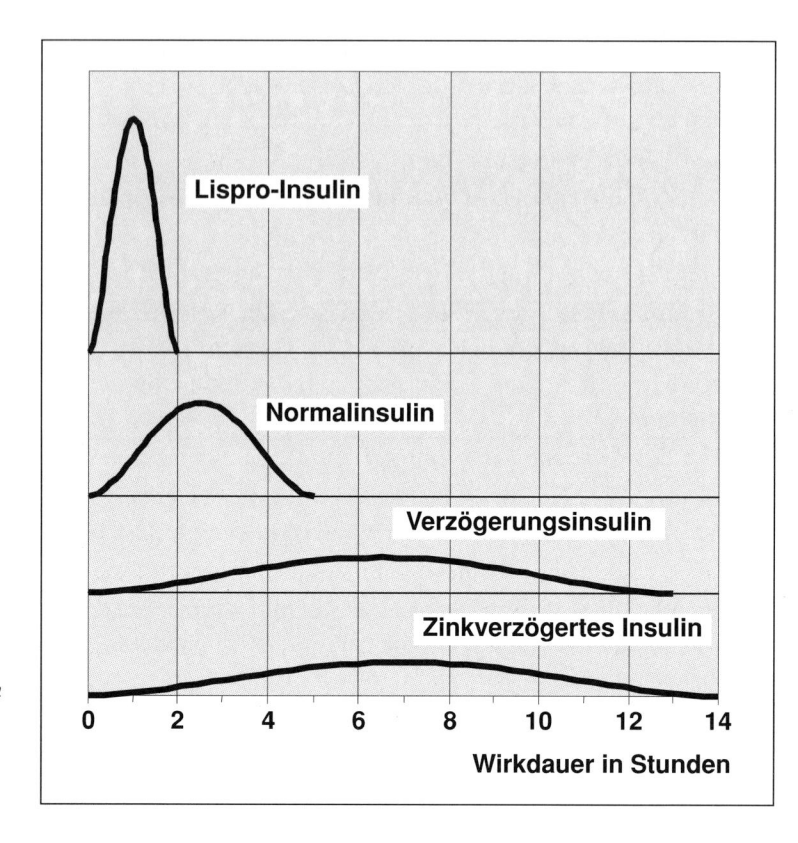

Diagramm der Wirkzeiten der einzelnen Insuline bei einer Dosis von z. B. 8 I.E. (Dargestellt sind von oben nach unten: Lispro-Insulin, Normalinsulin, NPH-Insulin und zinkverzögertes Insulin.)

[Diagramm: Lispro-Insulin, Normalinsulin, Verzögerungsinsulin, Zinkverzögertes Insulin – Wirkdauer in Stunden (0–14)]

Die *Wirkzeiten der einzelnen Insuline* sind durch folgende Faktoren beeinflussbar:
- Abhängigkeit vom Spritzareal
- Art der Insulinzufuhr (i.v. wirkt schneller als i.m.; i.m. wirkt schneller als s.c.)
- Die Wirkung kleiner Insulindosen, z. B. bei jungen Kindern oder in der Remissionsphase, erfolgt zeitlich schneller und kürzer.
- Verlängerung der Wirkdauer durch höhere Insulindosis
- Abhängigkeit der Insulinwirkung von der Hauttemperatur und damit der Hautdurchblutung. Eine beschleunigte Insu-

linwirkung kann z. B. durch Erwärmen des Spritzareals erreicht werden (Wärmflasche, warmes Duschen und Baden, Sonneneinstrahlung oder Reiben). Ein derartiger Effekt wird auch durch körperliche Aktivität erzielt, wie z. B. durch Laufen nach der Injektion in den Oberschenkel.

Normalinsulin bildet nach dem Spritzen ins Unterhautfettgewebe zunächst Aggregate (Zusammenlagerungen) aus sechs Molekülen, die auch Hexamere genannt werden. Erst nach dem Zerfall dieser Insulinhexamere in einzelne Moleküle können diese ins Blut gelangen. Dies erklärt, warum Normalinsulin nicht sofort wirksam ist und eine Wirkdauer von mehreren Stunden hat.

Im Gegensatz dazu kann *Lispro-Insulin* durch die Veränderung im Molekül keine Hexamere bilden und tritt deshalb rasch ins Blut über. Dies bewirkt einen nahezu sofortigen Wirkbeginn nach der Injektion bei verkürzter Wirkdauer (etwa der halben Wirkdauer des Normalinsulins entsprechend) und stärkerer Wirkintensität.

Die längere Wirkdauer der *Verzögerungsinsuline* beruht auf dem Zusatz der verzögerungswirksamen Bestandteile wie NPH oder Zink. Dadurch kommt es zu einem verzögerten Zerfallen der Hexamere und einer entsprechend zeitlich später einsetzenden und länger anhaltenden Wirkung.

Die Insulininjektion

Für jüngere Kinder mit Diabetes ist das Spritzen oft die größte Belastung. Während Schulkinder oder Jugendliche selten über Schmerzen bei den Injektionen klagen und auch häufigeres Spritzen akzeptieren, haben Kleinkinder oft Probleme mit den Injektionen. Dies beruht aber nicht auf einer tatsächli-

Insulin – Basis der Diabetestherapie

Kleine Kinder wehren sich oft gegen das Spritzen – nicht, weil es wirklich wehtut, sondern weil sie Angst haben.

chen Schmerzhaftigkeit des Spritzens, sondern es handelt sich hierbei vielmehr um einen Ausdruck von Angst und Ablehnung der für sie unverständlichen Therapie. Doch das Hinauszögern der Injektion durch langwieriges Verhandeln mit dem Kind führt bei allen Beteiligten oft nur zu überflüssiger nervlicher Belastung. Ehrlichkeit bezüglich der täglich erforderlichen Insulininjektionen ist Grundvoraussetzung für eine gewisse Akzeptanz der Erkrankung.

Die Insulinspritzen

Für die Injektion stehen spezielle Insulinspritzen zur Verfügung, die sich durch besonders feine Kanülen (Nadeln) auszeichnen. Die Schmerzen der Injektionen mit diesen Spritzen sind minimal und nicht mit den Einstichen bei einer venösen Blutentnahme oder bei Impfungen vergleichbar. Alle Eltern sollten deshalb im Rahmen der Schulung selbst Injektionserfahrungen machen, indem sie sich eine Insulinspritze setzen. Dadurch wird die Hemmschwelle herabgesetzt, das eigene Kind zu spritzen.

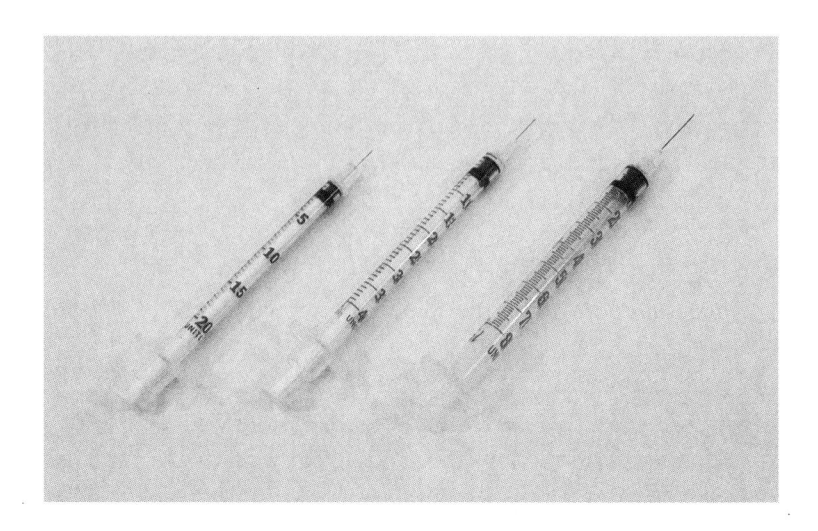

Insulinspritzen mit 20, 40 oder 80 I.E. Fassungsvermögen für U40-Insuline. Beachten Sie die unterschiedliche Graduierung der Skalen.

Die Insulininjektion

Als Insulinspritzen stehen je nach Insulindosis-Bedarf Einmalspritzen in verschiedenen Größen zur Verfügung. Eine Skalierung auf den Spritzen ermöglicht eine exakte Insulindosierung in 0,5- oder 1,0- oder 2,0-Einheiten-Schritten. Mehrfaches Benutzen dieser Einmalspritzen (etwa zwei bis vier Injektionen mit jeder Spritze) ist erwiesenermaßen bei sachgemäßer Handhabung möglich und auch hygienisch unbedenklich.

Das Aufziehen und Mischen der Insuline

Beim Aufziehen der Insuline in eine Spritze sind drei Punkte zu beachten:
- homogenes Durchmischen des Verzögerungsinsulins,
- Druckausgleich in der Insulinflasche,
- Entnahme der erforderlichen Insulindosis.

Um die Entstehung eines Unterdrucks in einer Insulinflasche zu verhindern, muss eine identische Menge an Luft eingespritzt werden, bevor die gewünschte Insulinmenge aufgezogen wird. Folgende Vorgehensweise hat sich bewährt:

1. Wichtig ist das *Durchmischen des Verzögerungsinsulins*, weil dieses Insulin nicht als stabile Lösung vorliegt, sondern sich durch Lagerung entmischt. Durch Rollen der Flasche muss eine Durchmischung von Insulin, Verzögerungskomponenten und Lösungsmittel erreicht werden, erkennbar an der gleichmäßigen milchigen Trübung der Lösung. Schütteln ist wegen der sonst entstehenden Schaumbildung nicht zweckmäßig.
2. *Aufziehen von Luft* in der Menge der gewünschten Dosis an Verzögerungsinsulin und *Einspritzen* in die stehende Flasche mit Verzögerungsinsulin.
3. *Aufziehen von Luft* in der Menge des gewünschten Normalinsulins, *Einspritzen* in die Insulinflasche und Aufziehen des Normalinsulins in die Spritze.

4. Anschließendes *Aufziehen* der Verzögerungsinsulinmenge. Wegen der sofortigen Mischung der beiden Insuline in der Spritze ist eine nachträgliche Korrektur nach dem Aufziehen nicht mehr möglich.

Die Alternative: Insulin-Pens

Alternativ kann Insulin auch mit so genannten Insulin-Pens injiziert werden. Dies sind kugelschreiberähnliche Injektionshilfen, bei denen die gewünschte Dosis vorgewählt und durch Knopfdruck abgegeben wird. Die Kanülen dieser Pens sind mit denen der Spritzen identisch (abgesehen von den 5- und 6-mm-Kanülen); trotzdem empfinden die meisten Kinder und Jugendlichen diese Art der Injektion subjektiv als weniger schmerzhaft. Die Injektion mit Pens ist auch praktischer, einfacher in der Handhabung und zeitsparender als das Hantieren mit Spritzen und Insulinflaschen.

Pens mit Verzögerungsinsulin müssen selbstverständlich vor der Injektion sorgfältig geschwenkt werden (10- bis 20-mal). Der Einsatz von Pens ist heutzutage die übliche Form der Insulinverabreichung bei einer Therapie mit täglich mehr als zwei Injektionen.

Bei Pens kann die exakte Insulinabgabe nicht optisch kontrolliert werden wie bei der Spritze. Deshalb ist eine gründliche Schulung in der Handhabung und Bedienung des Pens unabdingbar.

Der Nachteil der Pens besteht darin, dass mit ihnen nur eine Insulinpräparation verabreicht werden kann. Da das Mischen von Insulinen nicht möglich ist, werden dann gegebenenfalls zwei Einstiche erforderlich. Dieses Problem kann nur bei dem Einsatz von Kombinationsinsulinen umgangen werden. Diese werden jedoch aus verschiedenen Gründen (z. B. fehlende Korrekturmöglichkeit erhöhter Blutzuckerwerte, siehe Kapitel 7) nur selten eingesetzt.

Die Insulininjektion

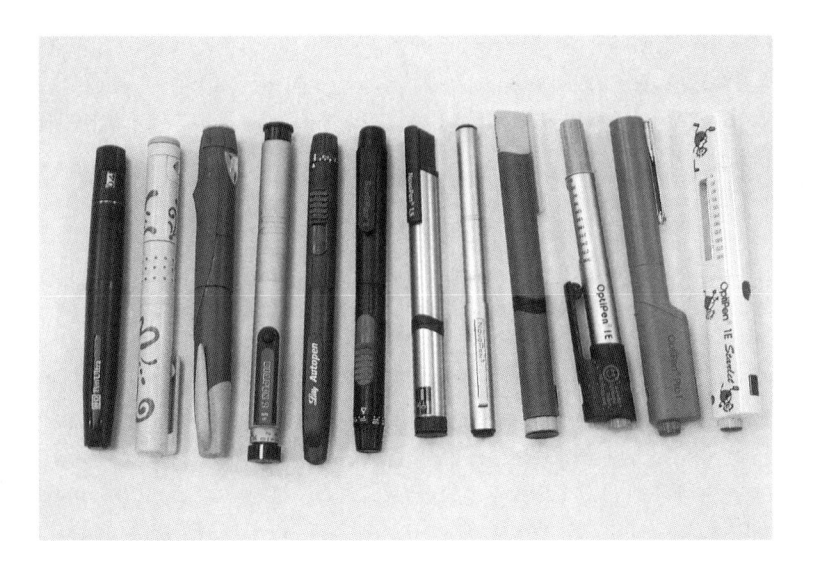

*Darstellung handels-
üblicher Insulin-Pens*

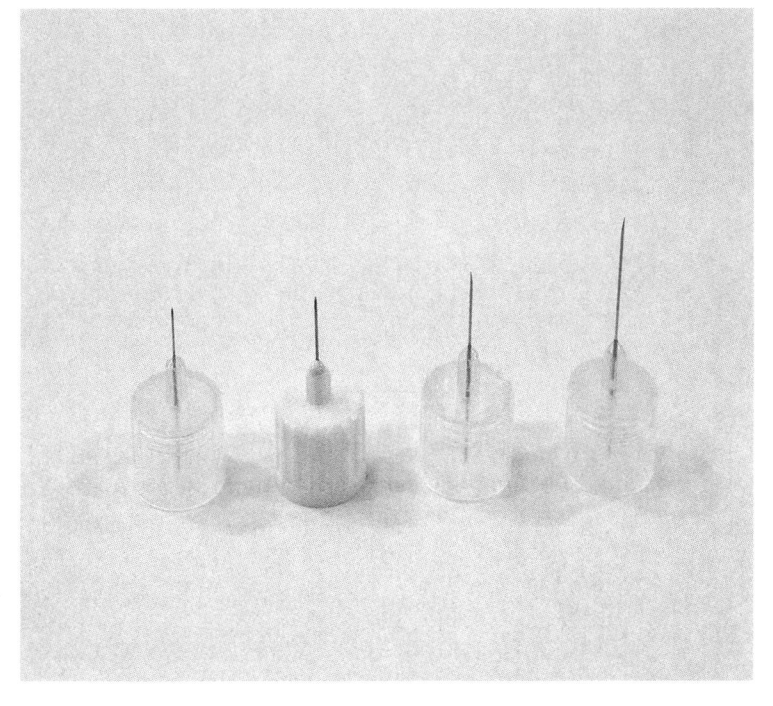

*Darstellung von
Pen-Kanülen mit unter-
schiedlicher Nadeldicke
und Nadellänge
(5, 6, 8 und 12,7 mm
Kanülenlänge,
Innendurchmesser
0,25 – 0,33 mm)*

Insulin – Basis der Diabetestherapie

Wohin wird gespritzt?

Als Spritzorte oder Injektionsareale kommen neben den Oberschenkeln das Gesäß sowie der Bauch und die Oberarme in Frage.

Alle Insulinmischungen mit *Verzögerungsinsulin* oder die alleinige Gabe sollten *grundsätzlich in die Oberschenkel oder das Gesäß* injiziert werden, weil diese Spritzareale die längste Wirkdauer ermöglichen. Dies ist wichtig, um den Langzeiteffekt des Verzögerungsinsulins vor allem in der Nacht zu gewährleisten.

Hingegen sollte *Normal- oder Lispro-Insulin* in den *Bauch* oder die *Oberarme* gespritzt werden, um den schnelleren Wirkbeginn und die kürzere Wirkdauer auszunutzen. Dies ist besonders bei einer Insulintherapie mit mehrmaligem Spritzen sinnvoll.

Auswirkungen auf das Gewebe durch das Insulin

Als normale Insulinnebenwirkung kommt es zu einer Verdickung der Fettgewebsschicht durch die Einlagerung vermehrter Neutralfette im Bereich der Spritzareale. Dies führt zu Veränderungen wie z. B. Verhärtungen und später auch zu einer „Beulenbildung" *(Lipohypertrophie)*. Das wiederholte Injizieren in gleiche Areale ist bei Kindern und Jugendlichen jedoch wegen der Unempfindlichkeit der Haut und der Schmerzfreiheit der Injektion beliebt. Bei Injektionen in Lipohypertrophiezonen ist die Insulinwirkung nicht exakt kalkulierbar. Teilweise werden sogar deutlich höhere Insulindosen erforderlich.

Deshalb sollte das Spritzareal regelmäßig gewechselt werden! Bewährt hat sich ein wöchentlicher Spritzstellenwechsel der Körperseite mit großen Spritzarealen. Blutergüsse (Hämatome) nach den Injektionen sind besonders bei Kleinkindern häufig zu beobachten, jedoch völlig unproblematisch.

Es ist unbedingt erforderlich, die Spritzarenale regelmäßig zu wechseln.

Die Injektionstechnik

Die anfängliche Angst vor dem Spritzen wird bei etwas Übung und sorgfältiger Durchführung schnell vorübergehen. Folgendes Vorgehen hat sich bewährt:

Eine Hautdesinfektion vor den Insulininjektionen ist bei üblicher Körperpflege nicht erforderlich. Sie führt nur zu einer zusätzlichen Reizung der Haut der Spritzareale, weil der Säureschutzmantel der Haut durch alkoholische Desinfektionsmittel entfernt wird. Die Angst vor Abszessbildungen bei der Injektion ohne Hautdesinfektion ist unbegründet; Spritzenabszesse werden so gut wie nie beobachtet. Nur in seltenen Fällen, z. B. bei mehrtägigen Wanderungen ohne entsprechende Waschmöglichkeiten, können Fertig-Alkoholtupfer nützlich sein.

Vorbereitung

Nach dem Aufziehen der erforderlichen Insulindosis (siehe Seite 59f.) empfiehlt sich folgende Vorgehensweise bei der Injektion mittels Spritze oder Pen:

Durchführung

1. Mit Daumen und Zeigefinger wird eine Hautfalte von etwa 1 – 2 cm Breite im gewünschten Injektionsareal gehalten.
2. Die Kanüle wird senkrecht (90°-Winkel) oder leicht schräg (45°-Winkel) vollständig eingestochen.
Die gelegentlich noch empfohlene Aspiration (Anziehen des Spritzenkolbens) ist überflüssig! Dadurch soll das Insulinspritzen in eine Vene vermieden werden, indem bei Aspiration von Blut ein anderes Spritzareal gewählt wird. Mit Pens ist eine solche Aspiration generell unmöglich.
3. Durch langsames und gleichmäßiges Herunterdrücken des Spritzenkolbens bzw. des Pen-Dosierknopfes wird das Insulin in das Unterhautfettgewebe abgegeben.
4. Vor dem Herausziehen der Kanüle sollte fünf bis zehn Sekunden abgewartet werden, um das Heraustropfen kleiner Insulinmengen aus dem Stichkanal weitestgehend auszuschließen.

Insulin – Basis der Diabetestherapie

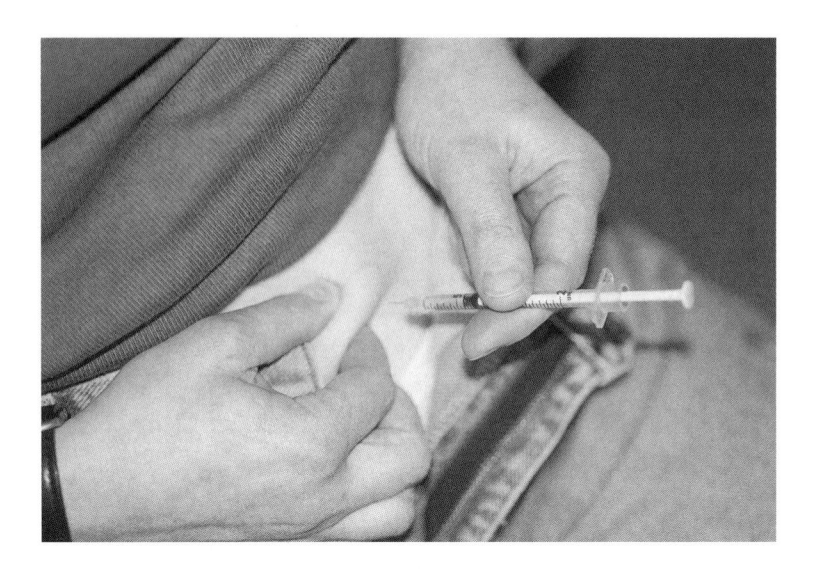

Durchführung einer Insulininjektion in den Bauch

5. Danach wird die Schutzkappe ohne Abspülen oder Desinfektion vorsichtig aufgesetzt, um unabsichtliche Stichverletzungen zu vermeiden. Die Kanüle darf nicht beschädigt werden und sollte immer auf Unversehrtheit kontrolliert werden.

Der Spritz-Ess-Abstand

Anzahl und Zeiten der Insulininjektionen sind abhängig von der jeweiligen Therapieform (siehe Seite 66ff.). Wegen des verzögerten Wirkbeginns des Insulins bei einem sofortigem Blutzuckeranstieg nach dem Essen muss aber nach jedem Spritzen immer ein bestimmter zeitlicher Abstand zwischen Insulininjektion und Essen eingehalten werden. Diese Zeitspanne wird Spritz-Ess-Abstand (SEA) genannt. Üblicherweise beträgt der SEA bei einem Blutzucker von 90 – 150 mg/dl etwa 20 bis 30 Minuten. Bei niedrigem Blutzucker wird der

Der Spritz-Ess-Abstand

SEA entsprechend verkürzt, um so einer Unterzuckerung vorzubeugen. Dadurch wird zunächst ein Blutzuckeranstieg durch das Essen erzielt, bevor die Insulinwirkung einsetzt. Bei erhöhten Blutzuckerwerten hingegen sollte der SEA verlängert werden, damit durch die Insulinwirkung eine „Normalisierung des Blutzuckers" auf Werte möglichst unter 150 mg/dl vor dem Essen erreicht wird. Der SEA richtet sich individuell nach Alter, Gesamtinsulinbedarf, Insulinempfindlichkeit und der Blutzucker-Korrekturregel (siehe Seite 108ff.).

Zwischen Injektion und Mahlzeit muss immer ein bestimmter Zeitabstand eingehalten werden.

Bei einem Kind von sechs Jahren mit einem Insulingesamtbedarf von 22 I.E. pro Tag und einer Korrektur nach der 100er-Regel ergibt sich beispielsweise folgende SEA-Regel:

Blutzucker (mg/dl)	SEA (Minuten)
unter 70	0 oder vor der Injektion essen
71 – 90	15
91 – 150	30
151 – 200	45
über 200	60 oder länger

Wegen des schnellen Wirkbeginns des Lispro-Insulins ist bei einer Therapie mit diesem Insulin ein SEA überflüssig. Dieses Insulin sollte unmittelbar vor dem Essen injiziert werden; gegebenenfalls kann wegen des raschen Wirkbeginns sogar eine Injektion nach dem Essen möglich sein. Dies ist im Restaurant sinnvoll, weil die Zeit von der Bestellung bis zum Servieren häufig nicht vorhersehbar ist. Auch die Kalkulation der verzehrten BE-Menge des Kindes wird mit einer Insulingabe nach dem Essen einfacher. Grundsätzlich gilt jedoch:

Lispro-Insulin

> *Kein Spritz-Ess-Abstand bei Lispro-Insulin!*
> *Lispro-Insulin möglichst selten nach dem Essen spritzen!*

Insulin – Basis der Diabetestherapie

Therapieformen des Diabetes

Jedes Kind benötigt eine individuelle Therapie, die genau auf seine Bedürfnisse abgestimmt ist.

Oberster Grundsatz jeglicher Therapie des Diabetes ist es, die regelrechte körperliche, geistige und soziale Entwicklung des Kindes zu gewährleisten. Mit den verschiedenen Insulinen kann der Typ-1-Diabetes nach unterschiedlichen Prinzipien therapiert werden. Die Wahl der bestmöglichen Therapieform für den Patienten hat dabei individuell zu erfolgen und sollte sich an den Bedürfnissen des Patienten und seiner Familie orientieren. Neben dem Alter des Kindes ist sie abhängig vom Lebensstil, dem Gesamtinsulinbedarf und dem Schulungsstand von Kind und Eltern. Grundsätzlich ist mit jeder Therapieform eine optimale Stoffwechseleinstellung zu erreichen, die als übergeordnetes Ziel die Verhinderung oder zumindest Verzögerung der Folgeerkrankungen des Diabetes anstrebt.

Es gibt inzwischen drei unterschiedliche Therapieprinzipien:
- *die konventionelle Insulintherapie (CT)* mit zwei Injektionen am Tag,
- die *modifizierte konventionelle Insulintherapie (MCT)* mit drei bis vier Insulininjektionen pro Tag und
- die *intensivierte konventionelle Insulintherapie (ICT)* mit mindestens vier Injektionen pro Tag.

Aufgrund des überwiegend gleichmäßigen Tagesablaufes eines Kleinkindes kann hier beinahe immer eine konventionelle Insulintherapie mit täglich zwei Insulininjektionen durchgeführt werden. Auch ältere Kinder und Jugendliche können zumindest anfangs wegen der zu erwartenden Remissionsphase und dem teils sehr geringen Insulinbedarf mit einer derartigen Therapieform erfolgreich behandelt werden. Mit dem Ende der Remissionsphase muss meist eine andere Insulintherapie mit mehr als zwei Injektionen erfolgen. Nur so ist bei Kindern ab dem sechsten bis zehnten Lebensjahr eine Therapie mit guter Stoffwechseleinstellung möglich, die den individuellen Bedürfnissen besser angepasst ist.

Nach der konventionellen Insulintherapie wird bei den meisten Patienten eine Umstellung der Therapie auf eine modifizierte konventionelle Insulintherapie notwendig. Nachdem Patienten und Eltern weitere Erfahrungen mit der Insulinwirkung und Insulindosisanpassung gemacht haben, ist bei Jugendlichen eine intensivierte konventionelle Insulintherapie das Ziel. Diese Therapieform entspricht am ehesten der physiologischen Insulinfreisetzung und erlaubt mehr Freiheiten im täglichen Leben.

Jede Insulintherapieumstellung ist selbstverständlich immer mit dem betreuenden Kinderdiabetologen abzusprechen. Die folgenden Ausführungen sollen das Verständnis für die Insulintherapie fördern, sie sollen und können aber nicht als Anleitung zur Eigentherapie dienen.

Die konventionelle Insulintherapie (CT)

Diese Form der Insulinbehandlung besteht aus einer morgendlichen und abendlichen Insulininjektion. Dabei erfolgt jeweils eine individuell erforderliche Mischung aus Normal- und Verzögerungsinsulin. Voraussetzung ist immer ein BE-Plan, der mit den Essgewohnheiten des Kindes und den Erfordernissen der Insulintherapie übereinstimmen muss (siehe Kapitel 3).

Die CT setzt einen starren Tagesablauf und feste Essenszeiten voraus.

Während im Kleinkindalter überwiegend sechs Mahlzeiten über den Tag verteilt werden, müssen ab dem Schulalter meist sieben Mahlzeiten eingenommen werden. Neben den drei Hauptmahlzeiten sind folgende Zwischenmahlzeiten erforderlich: vormittags ein bis zwei weitere Frühstücke sowie spätabends und eventuell nachmittags eine kleine Mahlzeit. Wegen des großen zeitlichen Abstandes von der morgendlichen Injektion ist die bei Kindern beliebte Kaffeemahlzeit bei dieser Therapieform problematisch. Häufig können zu dieser Tageszeit wegen der unzureichenden Langzeitwirkung des Insulins BE nur im Sinne von Sport-BE (siehe Kapitel 8) eingenommen werden.

Die Mahlzeiten sind nach dem BE-Plan in etwa zweistündlichem Abstand notwendig, um der blutzuckersenkenden Insulinwirkung entgegenzusteuern. Die Essenszeiten und die BE-Mengen sind bei guter Stoffwechseleinstellung starr festgelegt und müssen eingehalten werden, weil andernfalls Unterzuckerungen auftreten. Größeren Abweichungen vom gewünschten Blutzucker kann lediglich durch Auslassen von BE bzw. Zusatz-BE gegengesteuert werden (siehe Kapitel 7 und 6).

Auch unabhängig vom Essen benötigt der Mensch immer eine geringe Menge an Insulin, um die Stoffwechselvorgänge des Körpers zu regulieren. Insofern muss bei Diabetes selbst im Hungerzustand eine Basisversorgung mit Insulin sichergestellt sein. Um eine ausreichende Langzeitwirkung über etwa zwölf Stunden zu ermöglichen, ist notwendigerweise das *Verzögerungsinsulin relativ überdosiert.*

Mit Normalinsulin werden die beiden Frühstücke sowie die abendlichen Mahlzeiten versorgt. Das Verzögerungsinsulin ist sowohl für das dritte Frühstück als auch die Mittags- und Kaffeemahlzeit zuständig. Das abendliche Verzögerungsinsulin dient der Basisversorgung und soll den Blutzucker über die Nacht möglichst konstant halten.

Als Konsequenz ergibt sich daraus eine *relative Unterdosierung an Normalinsulin,* weil die theoretisch notwendige höhere Normalinsulindosis bei der konventionellen Therapie nicht toleriert wird. Durch die Überlagerung der Insulinwirkungen

Die konventionelle Insulintherapie (CT)

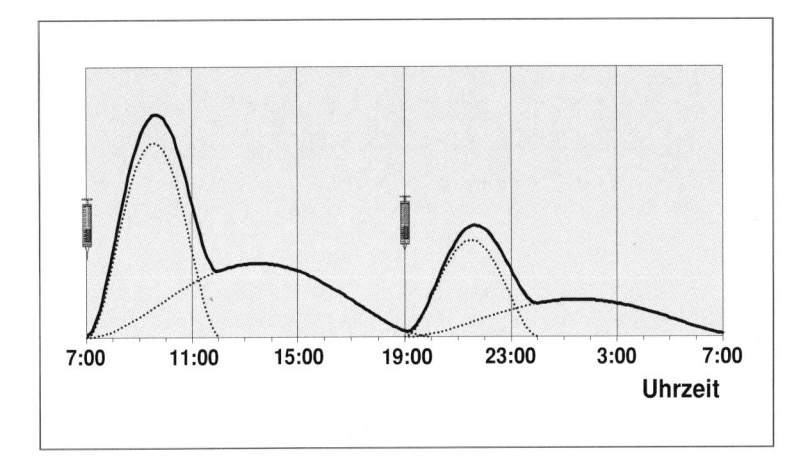

Insulinwirkungskurven bei CT: Dargestellt ist die Summe aus morgens und abends injiziertem Normal- und Verzögerungsinsulin (gestrichelt gezeigt sind die Wirkungen der einzelnen Insuline).

käme es anderenfalls etwa drei bis vier Stunden nach der Injektion zu Unterzuckerungen.

Die freie Mischung

Diese Kombinationstherapie aus Normal- und Verzögerungsinsulin wird als „freie Mischung" bezeichnet. Den Einsatz der Kombinationsinsuline bevorzugen wir nicht, weil trotzdem die Zugabe von Normalinsulinen bei der Blutzuckerkorrektur erhöhter Werte notwendig wird (siehe Kapitel 7). Durch eine Korrektur mit Kombinationsinsulin drohen mittags oder nachts Unterzuckerungen wegen des gleichzeitig erhöhten Verzögerungsinsulinanteils.

CT mit freier Mischung bedeutet, dass etwa 20 bis 30 Prozent des Gesamtinsulins aus Normalinsulin bestehen. Zwei Drittel der Insulindosis werden morgens und ein Drittel abends injiziert.

Der Normalinsulinanteil muss bei Kleinkindern und in der Remissionsphase mit sehr geringem Insulinbedarf häufig niedriger angesetzt werden, jedoch benötigen die Kinder fast immer, selbst im Säuglingsalter, einen geringen Anteil an

Insulin – Basis der Diabetestherapie

Die freie Mischung ermöglicht eine Anpassung der Insuline an persönliche Essgewohnheiten.

Normalinsulin. Nur in der Remissionsphase vertragen Kinder gelegentlich kein Normalinsulin. Dies wird erkennbar durch Unterzuckerungen vor dem zweiten Frühstück bzw. der Spätmahlzeit. Dann werden sie selbstverständlich vorübergehend nur mit Verzögerungsinsulin behandelt.

Natürlich ist auch die BE-Verteilung für das Verhältnis der Insuline von Bedeutung: Kinder mit großem Appetit beim Frühstück benötigen mehr Normalinsulin als diejenigen, die erst am späteren Vormittag „essen können".

Grundsätzlich gilt:
Das Normalinsulin ist dann „richtig" dosiert, wenn der Blutzucker vor dem dritten Frühstück bzw. vor dem Mittagessen zwischen 70 – 140 mg/dl, bzw. spätabends gegen 23.00 Uhr zwischen 100 – 160 mg/dl und somit jeweils im angestrebten Bereich liegt. Bei einer Überdosierung wird zu diesen Zeiten eine Unterzuckerung bemerkt oder ein niedriger Blutzucker gemessen.

Überdosierungen des Verzögerungsinsulins sind zu der Hauptwirkzeit zu erwarten und zeigen sich durch Unterzuckerungen vor dem Mittagessen bzw. nachts zwischen 22.00 und 4.00 Uhr. Dies wird auch durch die Insulinwirkungskurve verdeutlicht.

Unterdosierungen des Insulins werden durch erhöhte Blutzuckerwerte zu den oben angegebenen Zeitpunkten angezeigt.

Die Gesamtinsulindosis eines Kleinkindes oder Kindes im Grundschulalter beträgt nach Beendigung der Remissionsphase je nach Aktivität 0,7 bis 1,0 I.E. Insulin pro Kilogramm Körpergewicht und Tag.

Die modifizierte konventionelle Insulintherapie (MCT)

Mit dem Ende der Remissionsphase kommt es zu ausgeprägteren Blutzuckerschwankungen und einer schlechteren Stoffwechseleinstellung. Dies erfordert meist eine Intensivierung der Therapie mit mehr als zwei Insulininjektionen. Diese Therapieform des Diabetes mit drei oder vier Insulininjektionen am Tag bezeichnet man als „modifizierte konventionelle Insulintherapie". Eine solche Therapieumstellung darf jedoch nicht als „Strafe" empfunden werden, weil zusätzlich neben der Stabilisierung des Blutzuckerniveaus eine häufig gewünschte Flexibilität im Tagesablauf ermöglicht wird. Eine Umstellung der Therapie auf mehr als zwei Injektionen bedeutet immer auch eine Änderung des Mischungsverhältnisses der Insuline: Der Anteil des Verzögerungsinsulins wird reduziert, dafür erhöht sich der Anteil an kurz wirkendem Insulin. Diese Therapieform stellt bereits den Übergang zur ICT (siehe Seite 74f.) dar, weil Schulkinder und Jugendliche wegen der fehlenden Flexibilität meist mit einer CT keine gute Stoffwechseleinstellung erreichen können.

Folgende Therapie-Intensivierungen sind entsprechend dem individuellen Bedürfnis möglich:

Die MCT ermöglicht einen flexibleren Tagesablauf.

1. MCT mit dritter Insulininjektion vor dem Mittagessen

Durch eine dritte Injektion mittags mit kurz wirkendem Insulin erhält das Kind größere Freiheiten bezüglich der Kohlenhydratmenge des Mittagessens, der Essenszeiten sowie die Möglichkeit einer mit Insulin abgedeckten Kaffeemahlzeit. Bei Schulkindern wird dadurch auch das häufig unbeliebte und „vergessene" dritte Frühstück überflüssig. Das Unterzuckerungsrisiko kann so durch die Reduktion des mor-

Insulin – Basis der Diabetestherapie

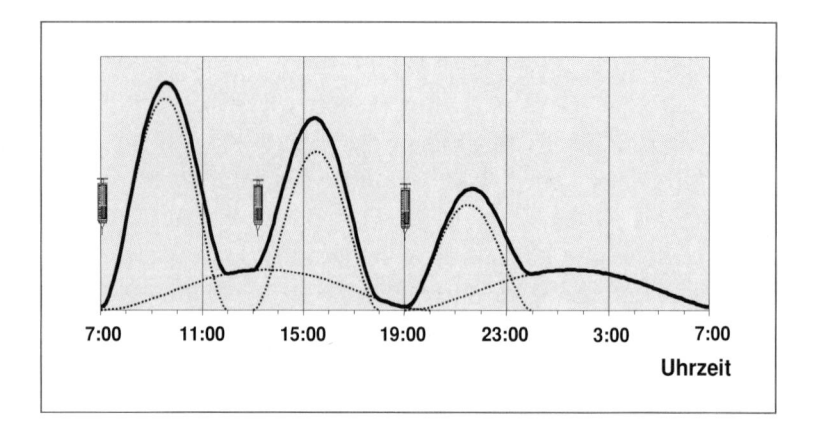

Insulinwirkungskurve mit dritter Normalinsulin-Injektion vor dem Mittagessen

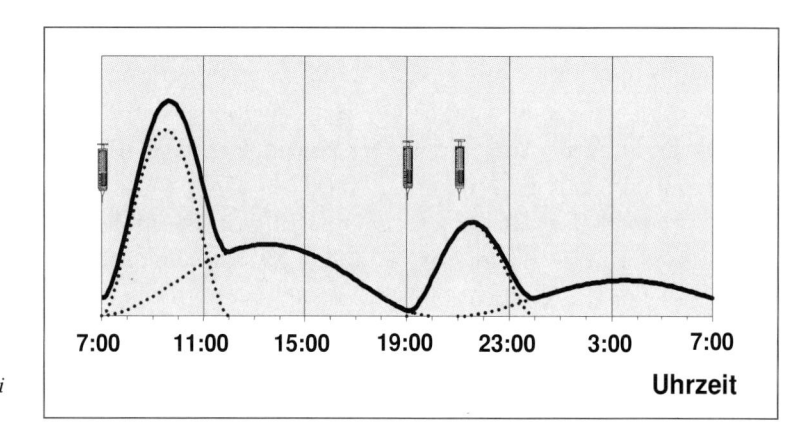

Insulinwirkungskurven bei „geteilter Abendspritze"

gendlichen Verzögerungsinsulins deutlich verringert werden.

2. MCT mit „geteilter Abendspritze"

Viele Kinder wachen morgens mit stark erhöhten Blutzuckerwerten auf; dies ist Folge der unzureichenden Langzeitwirkung des abends gespritzten Verzögerungsinsulins. Dadurch wird morgens regelmäßig zusätzliches Korrekturinsulin erforderlich bei einer Verlängerung des Spritz-Ess-Abstandes. Dies

Die modifizierte konventionelle Insulintherapie (MCT)

ist wegen des Kindergarten- bzw. Schulbesuches problematisch. Eine mögliche Lösung besteht in einer „geteilten Abendspritze" durch Injektion von kurz wirkendem Insulin für die Abendmahlzeiten und spätest möglicher Gabe des nächtlichen Verzögerungsinsulins, abhängig vom Zeitpunkt des Schlafengehens.

3. MCT mit vier Injektionen

Bei einer Kombination aller oben aufgeführten Probleme und zur Vorbereitung auf die ICT wird eine Insulintherapie mit täglich vier Injektionen durchgeführt. Dies bedeutet eine morgendliche „freie Mischung", die Gabe von kurz wirkendem Insulin mittags und abends sowie die spätabendliche Insulingabe für die Nacht.

Durch die MCT wird das Spritzen mit Insulin-Pens sinnvoll, weil außer der freien Mischung morgens nur eine Insulinart verabreicht wird. Einerseits kann bei MCT wiederholt eine Korrektur erhöhter Blutzuckerwerte durch Normalinsulin erfolgen, indem die Korrekturinsulindosis zusätzlich mitverabreicht wird (siehe Kapitel 7). Andererseits ermöglichen häufigere Insulininjektionen auch eine Reduktion der Anzahl der Mahlzeiten.

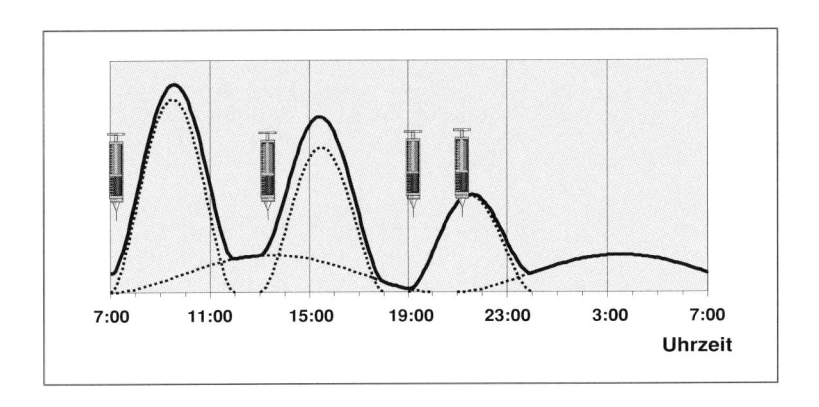

Insulinwirkungskurven bei MCT (vier Injektionen täglich)

Insulin – Basis der Diabetestherapie

Die ICT setzt intensive Kenntnisse voraus.

Die intensivierte konventionelle Insulintherapie (ICT)

Diese Art der Insulintherapie wird auch als Basis-Bolus-Therapie oder funktionelle Insulintherapie bezeichnet. Sie unterscheidet sich grundsätzlich von den bisher aufgeführten Therapieformen und setzt sehr gute Kenntnisse der Diabetestherapie voraus. Eine spezielle, mehrstündige Schulung zum Verständnis der ICT ist Voraussetzung.

Das Prinzip der ICT orientiert sich an der *physiologischen Blutzuckerregulation,* wodurch beim Nicht-Diabetiker das nahezu konstante Blutzuckerniveau erzielt wird: Etwa 30 Prozent des täglichen Insulinbedarfs werden unabhängig vom Essen für die Regulation des Stoffwechsels benötigt; diese Insulinmenge wird auch *Basalinsulin* genannt. Sie entspricht dem Insulinbedarf des Menschen im Nüchternzustand. Die anderen etwa 70 Prozent des Insulins sind zuständig für die Verstoffwechselung des mahlzeitenabhängigen Blutzuckeranstiegs. Diese Insulinmenge, auch *prandiales, Bolus- bzw. Mahlzeiteninsulin* genannt, ist abhängig von der zugeführten Nahrungsmenge, insbesondere der Kohlenhydratmenge, und wird bedarfsgerecht von den Beta-Zellen abgegeben. Daraus resultieren ausgeprägte Schwankungen der Insulinkonzentrationen im Blut bei minimalen Blutzuckerschwankungen.

Das Prinzip der ICT beruht auf der bestmöglichen Nachahmung dieser physiologischen Blutzuckerregulation. Auch hier erfolgt eine strikte Trennung des Insulinbedarfs in Nüchtern- bzw. prandiales Insulin.

Hieraus wird ersichtlich, dass eine ICT mindestens vier Insulininjektionen pro Tag erfordert. Dies akzeptieren ältere Kinder und Jugendliche wegen der dadurch ermöglichten Flexibilität im Tagesablauf überwiegend problemlos. Die Essenszeiten, die gewünschte BE-Menge der Mahlzeiten sowie die

Die intensivierte konventionelle Insulintherapie (ICT)

tägliche Zahl der Mahlzeiten sind bei ICT im Gegensatz zu CT bzw. MCT deutlich variabler.

Ab einem Alter von 14 Jahren (frühestens ab dem zwölften Lebensjahr) wird eine ICT von den Jugendlichen konsequent umgesetzt, weil erst in dieser Altersgruppe die intellektuellen Voraussetzungen entwicklungspsychologisch gegeben sind (siehe Kapitel 12). Bei einer Manifestation des Diabetes nach dem zwölften bis 14. Lebensjahr ist meist von Beginn an eine ICT angezeigt.

Basalrate

Die Basalrate (Insulinbedarf im Nüchternzustand) kann bei Jugendlichen nach Ende der Remissionsphase mit etwa 0,35 I.E. Insulin pro Kilogramm Körpergewicht und Tag angegeben werden. Dieses Nüchterninsulin wird zu gleichen Teilen morgens und spätabends vor dem Schlafengehen injiziert. Zum Einsatz kommen üblicherweise die NPH-Verzögerungsinsuline; nur bei nachgewiesenem Dawn-Phänomen (siehe Seite 110f.) wird für die Nacht ein zinkverzögertes Insulin eingesetzt. Wegen der bestehenden Wirkmaxima der Insuline etwa vier bis acht Stunden nach der Injektion muss in der Mittagszeit und nachts auf Unterzuckerungen geachtet werden!

Die Basalrate kann durch einen so genannten *Nüchterntag* überprüft werden, an dem ausschließlich die übliche Verzögerungsinsulindosis injiziert wird. Durch regelmäßige zwei- bis vierstündliche Blutzuckermessungen wird die Insulinversorgung über 24 Stunden kontrolliert. Bei optimaler Basalrate dürfen am Nüchterntag bei niedrigen Blutzuckerwerten zu den Hauptwirkzeiten des Insulins maximal 2 BE eingenommen werden, bei höheren Blutzuckerwerten hingegen sind maximal 2 I.E. Korrekturinsulin als Ausgleich für eine unzureichende Langzeitwirkung unproblematisch.

Insulin – Basis der Diabetestherapie

Bolusinsulin
Die kurz wirkenden Insuline Normal- oder Lispro-Insulin werden als prandiales Insulin eingesetzt. Mit Normalinsulin werden eine Hauptmahlzeit und gegebenenfalls eine anschließende Zwischenmahlzeit maximal zwei Stunden später versorgt. Lispro-Insulin muss jedoch wegen der kürzeren Wirkdauer für jede Mahlzeit extra gespritzt werden.

Der Insulinbedarf für die Verstoffwechselung einer BE zeigt tageszeitabhängige Schwankungen; dies muss bei der Dosierung des Bolusinsulins berücksichtigt werden. Der größte Insulinbedarf pro BE besteht in den Morgenstunden, weil zu dieser Zeit die höchsten Blutspiegel der Insulinantagonisten (Wachstumshormon, Adrenalin) erreicht werden, die die Insulinwirkung vermindern. Mittags muss zusätzlich die Hauptwirkzeit des Verzögerungsinsulins berücksichtigt werden, wodurch ein niedrigerer Insulinbedarf pro BE mitbedingt ist. Abends liegt der Insulinbedarf pro BE meist niedriger als morgens, jedoch höher als in den Mittagsstunden.

Die Kenngrößen
Die erforderliche Insulindosis für die geplante BE-Menge muss jeweils berechnet werden. Sie ergibt sich aus der Multiplikation der BE-Zahl mit einem vorgegebenen Faktor, der Kenngröße oder BE-Faktor genannt wird. Zusätzlich sollte natürlich der aktuelle Blutzucker nach der individuellen Korrekturregel gegebenenfalls korrigiert werden.

Erfahrungsgemäß liegen die Kenngrößen bei Jugendlichen höher als bei Erwachsenen und zwar in folgender Größenordnung:

morgens:	1,5 – 3,0 (– 4,0) I.E. pro BE
mittags:	1,0 – 2,0 (– 3,0) I.E. pro BE
abends:	1,0 – 2,5 (– 3,5) I.E. pro BE

Die intensivierte konventionelle Insulintherapie (ICT)

Ein Beispiel: Bei einer morgendlichen Kenngröße von 2,5 I.E. pro BE, einem aktuellen Blutzucker von 232 mg/dl, einer 40er-Korrekturregel und 5 geplanten BE zum Frühstück ergibt sich eine Dosis von 15,5 I.E. kurz wirkendes Insulin (5 BE x 2,5 = 12,5 I.E.; zusätzlich + 3 I.E. Korrekturinsulin). Die Richtigkeit des BE-Faktors muss individuell ausgetestet werden. Bei Normalinsulin sollte der Blutzucker etwa vier Stunden, bei Lispro-Insulin zwei Stunden nach dem Essen im Zielbereich liegen.

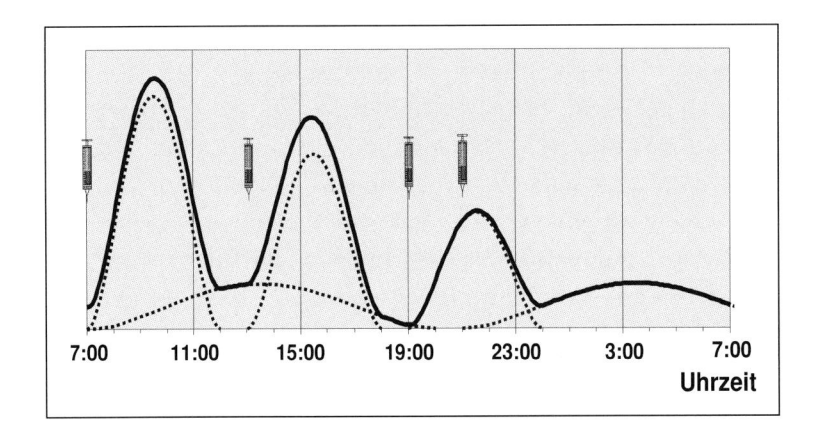

Insulinwirkungskurve bei ICT mit Normalinsulin

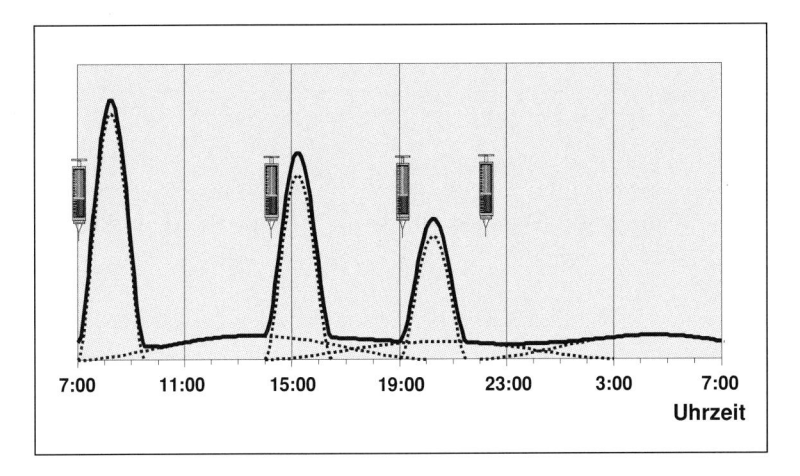

Insulinwirkungskurve bei ICT mit Lispro-Insulin Beachten Sie die Notwendigkeit einer zusätzlichen Injektion von Verzögerungsinsulin.

Insulin – Basis der Diabetestherapie

Der Insulinbedarf

Der Gesamtinsulinbedarf kann in der Pubertät mit 1,0 – 1,5 I.E. pro Kilogramm Körpergewicht und Tag angegeben werden. Der hohe Insulinbedarf in dieser Altersgruppe erklärt sich durch die mangelhafte Insulinwirkung wegen der starken Wirkung anderer Hormone, der Insulinantagonisten. Nach Beendigung der Pubertät muss die Insulinmenge jedoch auf den „Erwachsenenbedarf" von etwa 0,8 I.E. pro Kilogramm Körpergewicht und Tag reduziert werden, weil andernfalls die Entwicklung von Übergewicht im Sinne der „Insulinmast" verursacht wird. Eine dauerhafte Überdosierung des Insulins führt wegen vieler niedriger Blutzuckerwerte zu vermehrtem Appetit und dadurch zur Einnahme von Zusatz-BE; dadurch wird eine überkalorische Ernährung provoziert.

Die Eigenschaften und Voraussetzungen der einzelnen Insulintherapiearten sind schematisch in der folgenden Tabelle aufgeführt:

Therapieform	CT	MCT	ICT
Bevorzugte Insulinart	Verzögerungsinsulin	Weniger Verzögerungsinsulin	Normalinsulin
Anzahl Injektionen	2	3 – 4	4 – 6
Anzahl BZ-Messungen	2 – 4	4	4 – 6
Flexibilität	keine	gering	hoch
Schulungswissen	gering	mittel	groß
Altersgruppe	Kleinkinder	Schulkinder	Jugendliche über 14 Jahren
	Remissionsphase	Ende der Remissionsphase	

Wichtige Elternfragen

Ist die Injektion mit einem Insulin-Pen nicht schmerzfreier und deshalb auch bei Kleinkindern mit CT sinnvoll?
Der hauptsächliche Nachteil des Pens ist durch die Unmöglichkeit des Mischens zweier Insuline begründet, weshalb bei CT oder MCT mit gleichzeitiger Gabe von zwei Insulinen dann auch zweimal mit einem Pen injiziert werden müsste. Dies versuchen auch Jugendliche durch Mischen der Insuline in der Spritze meist zu vermeiden, sie nutzen den Pen deshalb überwiegend bei Verabreichung nur einer Insulinart. Trotzdem ist nach Angaben der älteren Kinder und Jugendlichen die Insulininjektion mit einem Pen „schmerzfreier", wahrscheinlich bedingt durch das höhere Eigengewicht der Pens, wodurch diese problemloser eingestochen werden können.

Sollte meine Tochter im Alter von neun Jahren nicht besser gleich die ICT bei der Manifestation lernen und trainieren?
Das für eine ICT erforderliche Wissen setzt mehr Kenntnisse und insofern auch mehr Zeitaufwand für die Schulung voraus; dadurch würde sich der stationäre Aufenthalt deutlich verlängern. Bei Kindern unter zehn Jahren sind die intellektuellen Fähigkeiten des abstrakten Denkens als Voraussetzung für die selbstständige Durchführung einer ICT noch nicht gegeben.

Ist eine Dosisänderung bei Umstellung von U40- auf U100-Insulin erforderlich?
Sowohl die Insulindosis als auch die Korrekturregel werden beibehalten. Für beide Insulinkonzentrationen müssen aber unterschiedliche Insulinspritzen/-pens benutzt werden, die damit eine korrekte Dosierung in Internationalen Einheiten (I.E.) ermöglichen.

Wäre bei dem unregelmäßigen Lebensrhythmus in unserer Familie eigentlich eine intensivierte Insulintherapie für meinem vierjährigen Sohn sinnvoll?

Theoretisch ist eine ICT bei wechselndem Appetit und unregelmäßigen Essenszeiten die Therapie der Wahl. Bei dem Alter des Kindes ist jedoch die fast immer fehlende Akzeptanz der mindestens vier Insulininjektionen pro Tag zu berücksichtigen, sodass eine derartige Therapie nur sehr selten bei Kleinkindern möglich wird.

Stoffwechsel-
selbstkontrollen

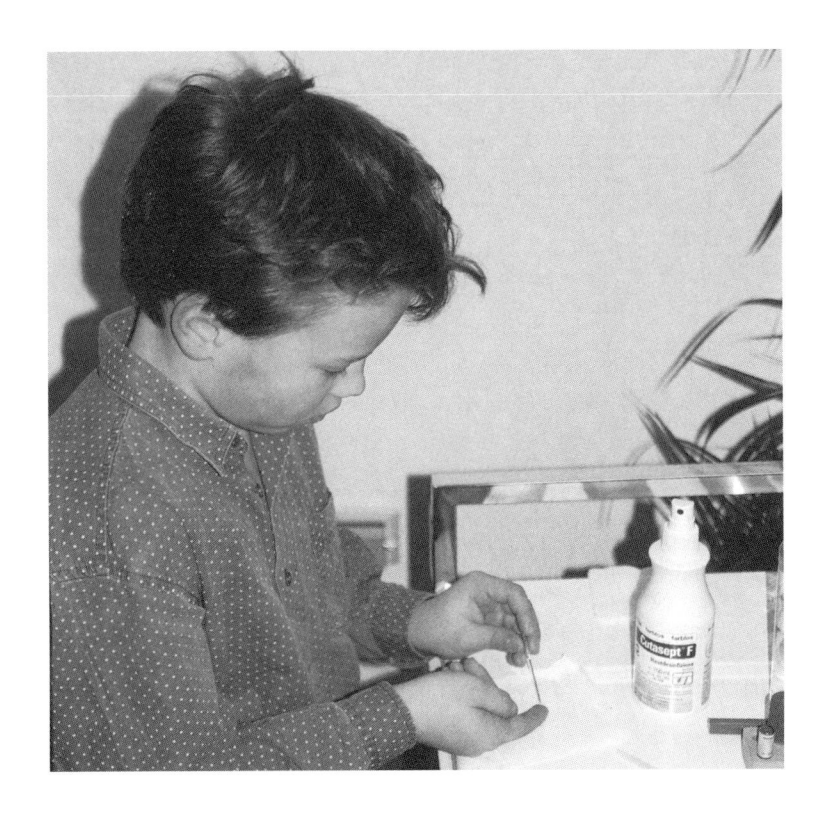

Der Stoffwechsel muss für eine optimale Therapieeinstellung regelmäßig kontrolliert werden. Dafür können Kinder schon früh selbst Verantwortung mit übernehmen.

Stoffwechselselbstkontrollen

Blutzuckermessungen

Regelmäßige Blutzuckermessungen sind zur Kontrolle des Stoffwechsels unerlässlich.

Regelmäßige und tägliche Bestimmungen des Blutzuckers (BZ) sind zur Kontrolle des Stoffwechsels unerlässlich. Nur so kann der Erfolg der Therapie überprüft und eine eventuell notwendige Therapieanpassung festgestellt werden. Auch eine beginnende Unterzuckerung kann lediglich durch die Messung des aktuellen BZ frühzeitig erkannt werden; dann besteht die Möglichkeit des frühzeitigen Gegensteuerns. Andererseits müssen erhöhte BZ bekannt sein, um eine entsprechende Korrektur mittels Insulin oder Auslassen von BE zu ermöglichen. Die Messungen müssen bei Kleinkindern von den Eltern übernommen werden; ältere Kinder ab dem Schulalter können und sollen den BZ selbst messen.

Der Blutzucker (BZ) wird in der Dimension mg/dl angegeben, international ist auch die Angabe in mmol/l üblich. Eine Umrechnung ist nach der folgenden Formel möglich:

| 1 mmol/l = 18 mg/dl bzw. 100 mg/dl = 5,5 mmol/l |

Der Ziel-Blutzucker

Der angestrebte BZ wird *Ziel-Blutzucker* genannt und beträgt *100 mg/dl*. Der Bereich des „guten" BZ liegt zwischen 70 und 140 mg/dl. Nur für die Remissionsphase gilt ein niedrigerer Ziel-BZ-Bereich von 70 – 120 mg/dl. BZ-Werte werden im Bereich unter 60 – 70 mg/dl meist als Unterzuckerung wahrgenommen (siehe Kapitel 6); höhere BZ sollten im Sinne einer guten Stoffwechseleinstellung vermieden werden.

Die Entnahme des Blutstropfens

Für die Blutzuckermessung wird ein Blutstropfen von 2 – 20 µl Blutvolumen je nach verwendetem Teststreifen benötigt; dies entspricht einem kleinen bzw. mittelgroßen Blutstropfen. Der ausreichend große Blutstropfen kann aus dem Ohrläppchen oder der Fingerbeere gewonnen werden. Von Kindern und Jugendlichen wird zur Blutgewinnung fast ausschließlich der

Blutzuckermessungen

vordere, seitliche Bereich der Fingerbeere der Mittel-, Ring- und Kleinfinger beider Hände genutzt. Wie bei der Injektionstechnik gilt auch für die Gewinnung des Blutstropfens, dass keine Hautdesinfektion erfolgen muss. Übliches Waschen der Hände ist jedoch Voraussetzung, weil besonders bei Kleinkindern durch Verunreinigung mit Lebensmittelresten (Zucker) eventuell falschhohe BZ gemessen werden. Regelmäßiges Abwechseln der Finger kann eine Hornhautbildung verhindern; gegebenenfalls sollte die Entfernung der Hornhaut mit einem Bimsstein vorgenommen werden.

Für die Blutgewinnung stehen entsprechende *Einstichhilfen* zur Verfügung, mit Lanzetten, die heute so gut geschliffen sind, dass der Einstich kaum Schmerzen bereitet. Diese Lanzetten können wie die Insulinspritzen problemlos mehrfach genutzt werden.

Einstichhilfen

Von der Industrie werden heute zahlreiche Geräte für die Blutzuckerselbstkontrolle angeboten. Diese können in zwei

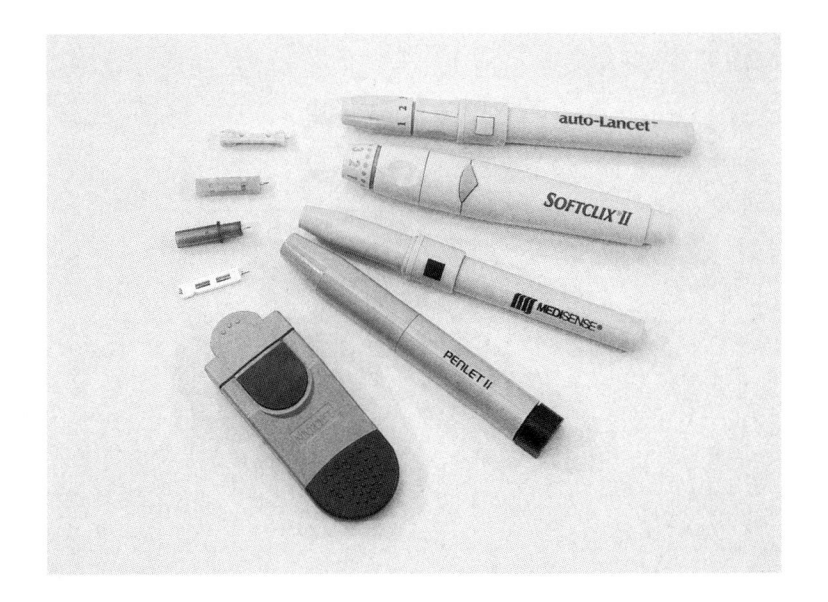

Überwiegend verwendete Einstichhilfen

Stoffwechselselbstkontrollen

Geräte für die Blutzuckerselbstkontrolle

Gruppen eingeteilt werden, die Reflektometer und die Sensorgeräte. Der Unterschied besteht im Messprinzip dieser Geräte: Während die Reflektometer mittels einer Farbreaktion den BZ messen, wird bei den Sensorgeräten der BZ elektrochemisch gemessen. Wichtig ist festzustellen, dass alle angebotenen Geräte im Vergleich zu den Laborgeräten eine Messungenauigkeit bis zu 20 Prozent aufweisen dürfen! Bei Bedienungsfehlern kann diese Abweichung deutlich höher liegen, selbst Fehlbestimmungen von 100 Prozent sind, z. B. bei einem zu kleinen Blutstropfen, durchaus möglich, ohne dass die Geräte eine Fehlermeldung anzeigen. Trotzdem kann mit den meisten der angebotenen Geräte mit hinreichender Exaktheit eine BZ-Bestimmung durchgeführt werden. Selbstverständlich sollten Eltern und Patienten in der Bedienung dieser Geräte geschult sein, um die Fehlerquellen bei der BZ-Messung möglichst gering zu halten.

Auch ohne Gerät ist eine BZ-Bestimmung möglich: Dazu benötigt man einen BZ-Teststreifen (am besten geeignet: Hae-

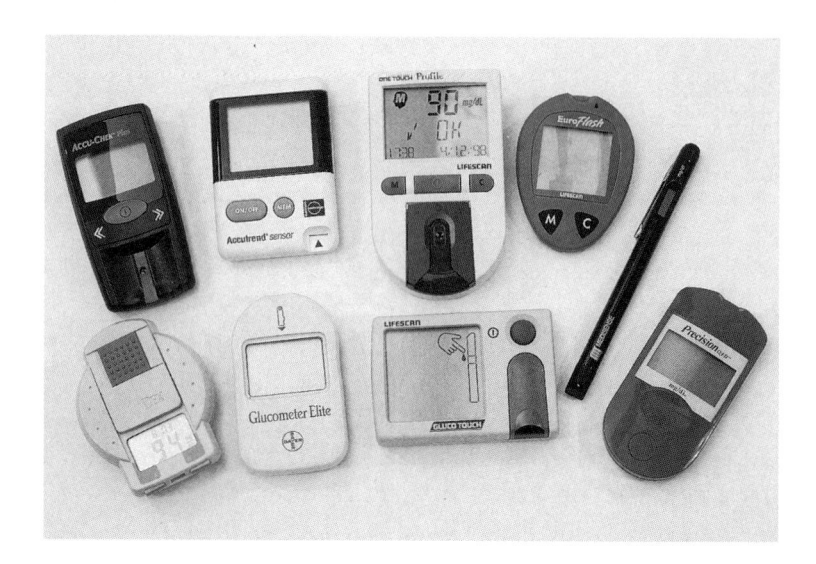

Auswahl handelsüblicher Blutzuckermessgeräte

Blutzuckermessungen

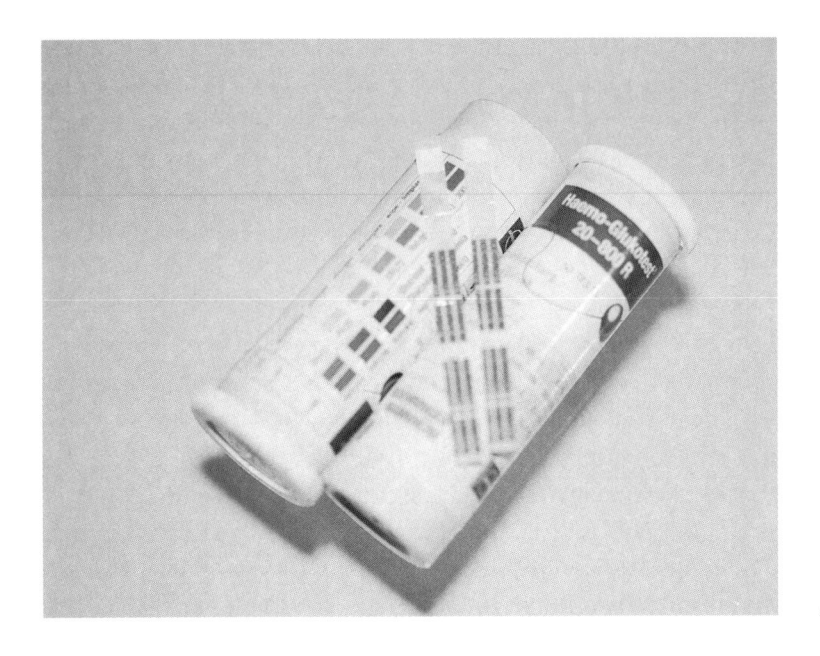

Blutzuckermessstreifen Haemo-Glukotest 20-800 R

BZ-Teststreifen

mo-Glukotest 20-800 R, Roche, Mannheim), der eine breit gefächerte Farbdifferenzierung aufweist und dadurch im BZ-Bereich von 60 – 200 mg/dl optisch durch Vergleich mit der Farbskala recht exakt abgelesen werden kann. Die Messgenauigkeit liegt bei einiger Übung durchaus im Bereich der BZ-Messgeräte; nur im sehr niedrigen oder stark erhöhten BZ-Bereich ist die Messung mittels Gerät dem optischen Ablesen überlegen. Eine derartige BZ-Bestimmung kann im Falle eines Gerätedefektes eine ausreichende Selbstkontrolle ermöglichen und sicherstellen.

Ältere Kinder und Jugendliche sollten möglichst immer mit einem BZ-Messgerät die Selbstkontrolle durchführen, weil in dieser Altersgruppe häufig z. B. appetitabhängige Fehlschätzungen erfolgen. Bei Kleinkindern empfiehlt sich der Einsatz derjenigen Geräte mit dem geringsten Blutvolumenbedarf. Auch die Nutzung von Glaskapillaren, in denen das Blut zunächst vor dem Übertragen auf den Teststreifen aufgefangen wird, erweist sich meist als sinnvoll.

Häufigkeit der Blutzuckerkontrollen

Die Häufigkeit der notwendigen Blutzuckerkontrollen hängt von der Stoffwechselstabilität und der Art der Insulintherapie ab. Im Gegensatz zu den Insulininjektionen akzeptieren bereits Kleinkinder die täglichen Blutzuckerkontrollen recht problemlos.

Während anfangs in der „stabilen Remissionsphase" (siehe Seite 29f.) gegebenenfalls zwei BZ-Messungen vor den jeweiligen Insulininjektionen ausreichend sein können, kann ansonsten die täglich mindestens viermalige BZ-Messung als Standardempfehlung gelten.

Vor jeder Insulininjektion sollte der aktuelle BZ bekannt sein, um die Dosis des Insulins inklusive Korrekturinsulin und den erforderlichen SEA bestimmen zu können. Dies bedeutet die morgendliche und abendliche Bestimmung des BZ. Auch vor dem Mittagessen und spätabends, d. h. vor oder mindestens zwei Stunden nach der Spätmahlzeit, sollten die BZ-Messungen erfolgen. Mittags kann auch bei konventioneller Therapie durch BE-Variation eine ausgleichende Korrektur ermöglicht werden; spätabends kann der BZ Auskunft über die Wahrscheinlichkeit nächtlicher Unterzuckerungen geben (siehe Kapitel 6).

Zusätzliche BZ-Messungen sind an der Stabilität des BZ-Niveaus auszurichten und beispielsweise vor Sport, bei dem Gefühl der Unterzuckerung oder zur gelegentlichen genaueren Orientierung über das BZ-Niveau im Tagesverlauf sinnvoll.

Grundsätzlich empfehlen wir, so viele BZ-Messungen durchzuführen, wie Eltern oder Patienten zur eigenen Sicherheit benötigen.

Vor einer „unkontrollierten" Frequenz der BZ-Messungen muss jedoch gewarnt werden! Mehr als fünf bis sechs BZ-Messungen pro Tag sind für Kinder dauerhaft nicht akzeptabel und lassen eine mangelnde Akzeptanz des Diabetes sowie später eine Verweigerung der selbstständigen Therapie befürchten.

Probleme der Blutzuckermessungen

Die größte Fehlerquelle der BZ-Messung sind zu kleine Blutstropfen! Deshalb muss auf eine gute Durchblutung der Finger durch Warmreiben oder Anwärmen der Hände mit warmem Wasser geachtet werden.

Zu kleine Blutstropfen

Ältere Kinder und Jugendliche haben meist andere Probleme mit der BZ-Messung: Bei ungenügender Ergiebigkeit des Einstichs wollen sie oft einen weiteren Einstich vermeiden und „verschmieren" den zu kleinen Tropfen Blut auf dem Testfeld. Dadurch wird zwar meist eine optisch gute Benetzung vorgetäuscht, die Messung falscher, d. h. zu niedriger, BZ ist so jedoch programmiert.

Das größte Problem für die meisten älteren Kinder und Jugendlichen stellt die konsequente Dokumentation der gemessenen BZ im Diabetes-Tagebuch dar (siehe Seite 88). Verführerisch sind dabei besonders die Geräte mit Speicherfunktion, sodass oft erst nach mehreren Tagen oder sogar Wochen die BZ im Tagebuch nachgetragen werden. Nachträglich können die BZ, die nicht im Zielbereich lagen, natürlich selten noch ursächlich erklärt werden.

Die Dokumentation der Werte

Auf diese Weise wird auch keine regelmäßige Insulindosisanpassung ermöglicht. Deshalb sollten diese Patienten von ihren Eltern mindestens alle zwei Tage zu einer Dokumentation der BZ angehalten werden. Eine eventuell notwendige Insulindosisänderung kann nach Besprechen der BZ-Werte und Erkennen der Ursachen für Abweichungen vom Ziel-BZ vorgenommen werden.

Stoffwechselselbstkontrollen

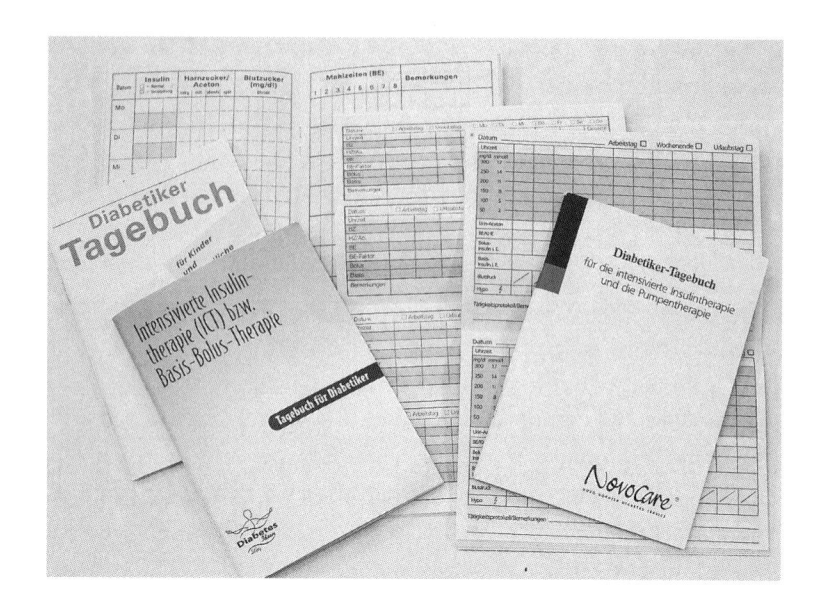

Diabetes-Tagebücher

Urinzucker- und Ketonkörpermessungen

Mit Teststreifen können schon Kindergartenkinder den Urinzucker selbst messen.

Die Messung der Urinzuckerausscheidung (UZ) ist in den letzten Jahren zunehmend in den Hintergrund gerückt. Dies ist jedoch nicht generell gerechtfertigt, weil durch die Urinzuckerausscheidung durchaus sinnvolle Zusatzinformationen zur Stoffwechseleinstellung gewonnen werden können.

Auch die UZ-Messung erfolgt mittels Teststreifen, die sich nach dem Eintauchen in zuckerhaltigen Urin entsprechend der UZ-Konzentration verfärben und durch einen Farbvergleich abgelesen werden können. Diese Farbreaktion benötigt zwei Minuten und liefert im Bereich von 0 – 5 % UZ (0 – 5 g/dl) verhältnismäßig exakte Ergebnisse. Die Fehleranfälligkeit der UZ-Messung ist deutlich geringer als diejenige der BZ-Messung. Bei den in der Kinderheilkunde üblicherweise eingesetzten Teststreifen (Keto-Diabur 5000 Teststreifen, Roche, Mannheim) wird neben dem UZ gleichzeitig auch

Urinzucker- und Ketonkörpermessungen

die Ausscheidung an Ketonkörpern optisch ablesbar miterfasst.

Die Messung von UZ und Ketonkörpern ist so einfach, dass bereits Kindergartenkinder dazu in der Lage sind. Auch eine Dokumentation ist ihnen mit speziellen Buntstiften möglich, die dem Farbausschlag der Teststreifen entsprechen. Diese Einbeziehung fördert bei den Kindern die Akzeptanz der Erkrankung und ihre Selbstständigkeit.

Eine UZ-Ausscheidung ist erst bei längerfristig erhöhten BZ-Werten oberhalb der so genannten „Nierenschwelle" nachweisbar. Nierenschwelle bedeutet, dass ab einem BZ von über 160, meist sogar über 180 mg/dl, die Fähigkeit der Nieren überfordert ist, die für den Körper wichtige Glukose aus dem Urin in das Blut zurückzutransportieren. Dies kann man sich vorstellen wie bei einem überladenen Förderband, bei dem die Transportwaren auf beiden Seiten herunterfallen und verloren gehen.

Die Nierenschwelle

Da der Urin jedoch vor der Ausscheidung zunächst über einige Zeit in der Harnblase gesammelt wird, stellt die UZ-Messung keine Augenblicksaufnahme über die Stoffwechselsituation dar, sondern erfasst einen längeren Zeitraum. Der UZ erfasst somit lediglich den Mittelwert (Integral) des BZ über die Urinsammelzeit in der Blase. Insofern wird auch nur bei längerfristig erhöhtem BZ oberhalb der Nierenschwelle die Messung des UZ positiv. Deshalb ist es auch denkbar, dass zwar ein höherer UZ gemessen wird, der aktuelle BZ jedoch bereits wieder im Zielbereich liegt. Deshalb darf auch keinesfalls aufgrund der UZ-Ausscheidung eine Korrekturinsulindosis verabreicht werden; diese hat sich immer nach dem aktuellen BZ zu richten.

> *Der einzig gute Urinzucker ist der negative Urinzucker!*

Trotzdem liefert die morgendliche UZ-Messung wichtige Zusatzinformationen: Es kann so unterschieden werden zwischen dauerhaft erhöhten nächtlichen BZ-Werten mit einem UZ von fünf Prozent und dem Blutzuckeranstieg in den frühen Morgenstunden mit negativem UZ (Dawn-Phänomen).

Die früher übliche alleinige Bestimmung des UZ kann heute nicht mehr als Selbstkontrollmethode empfohlen werden, weil alle Situationen mit einem BZ unterhalb der Nierenschwelle unabhängig vom BZ-Bereich (vom Unterzuckerungsbereich bis zu Werten von etwa 180 mg/dl) mittels UZ-Messung einheitlich als negativer UZ erfasst werden. Die wichtige Differenzierung des BZ unterhalb 180 mg/dl erlaubt die UZ-Messung nicht!

Ketonkörper

Ketonkörper (auch als Azeton bezeichnet) entstehen als Zeichen der unvollständigen Verbrennung von Fetten. Ursächlich kommen dabei zwei Stoffwechselsituationen in Frage: Neben dem Hungerzustand mit dem Mangel an ausreichendem Kohlenhydratstoffwechsel ist hier die Stoffwechselsituation bei Insulinmangel zu nennen.

Ketonkörper im Urin werden meist angegeben als 1-, 2- oder 3fach positiv (+; ++; +++). Insofern müssen bei der Messung von Ketonkörpern im Urin auch bei Kindern und Jugendlichen mit Diabetes zwei Stoffwechselsituationen unterschieden werden:

- Im Zustand des Hungerns, z. B. häufig bei Kleinkindern nach zwölf Stunden Schlaf, kann durchaus eine geringe Ausscheidung von Ketonkörpern nachweisbar sein, allerdings in diesem Falle ohne gleichzeitigen Nachweis von erhöhtem UZ und bei meist guten BZ-Werten im Zielbereich. Diese Situation ist völlig unproblematisch und wird durch die Einnahme des Frühstücks rasch behoben.

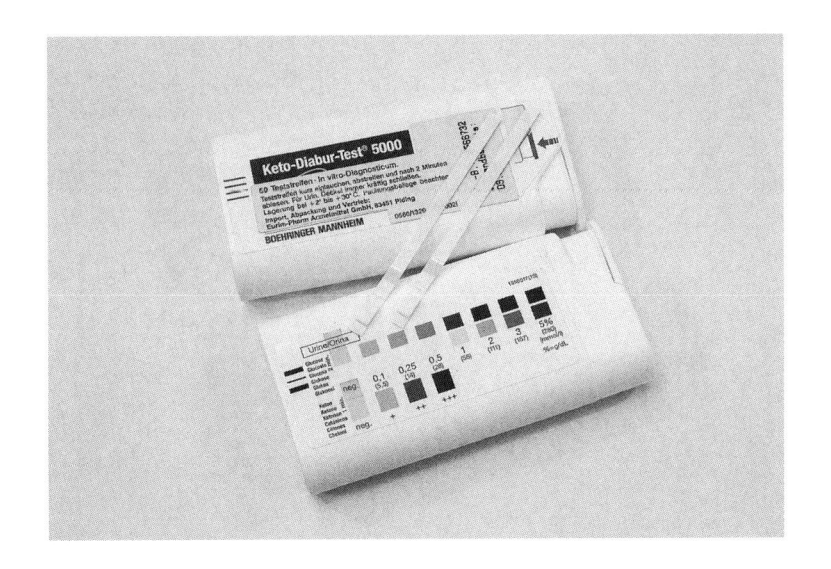

Urin- und Ketonkörperteststreifen

- Im Falle des längerfristigen Insulinmangels wird neben der Ketonkörperausscheidung als Folge des blockierten Kohlenhydratstoffwechsels auch eine ausgeprägte UZ-Ausscheidung bei deutlich erhöhten BZ-Werten (meist über 250 mg/dl) beobachtet. In dieser Situation sollte wegen der verminderten Insulinwirksamkeit eine Insulindosiserhöhung erfolgen: Bei Kleinkindern kann für jede ausgeschiedene Ketonkörpereinheit ½ I.E., bei älteren Kindern 1 I.E. kurz wirkendes Insulin mehr verabreicht werden.

Wichtige Elternfragen

Kann der BZ auch an den Zehen gemessen werden?
Theoretisch ist dies möglich, weil im Kapillarblut der Zehen derselbe BZ gemessen würde. Jedoch kann anschließend wegen der Schuhe eine eventuelle Nachblutung nicht sofort beobachtet

Stoffwechselselbstkontrollen

werden. Außerdem sollte wegen des Problems des diabetischen Fußes jegliche Verletzung der Füße vermieden werden.

Kann mit Teebaumöl Hornhautbildungen an den Einstichstellen vorgebeugt werden?
Eine Vermeidung der Hornhautbildung durch Wechseln der Einstichareale ist besser als jegliche Therapie! Teebaumöl hilft nicht besser als jede andere Hautpflege.

Gibt es bei Verdacht auf Dawn-Phänomen eine Alternative zu den morgendlichen UZ-Messungen?
Die Alternative ist eine regelmäßige nächtliche BZ-Bestimmung um 3.00 bis 4.00 Uhr. Nur auf diese Weise können nächtliche Unterzuckerungen ausgeschlossen werden. Beim Dawn-Phänomen liegt um diese Uhrzeit der BZ im angestrebten Bereich von 70 bis 100 mg/dl.

Soll bei gleichzeitigem Nachweis von Glukose und Ketonkörpern im Urin sofort Insulin injiziert werden (z. B. bei einem Kleinkind mit CT)?
In diesem Falle sollte die nachfolgende Insulingabe um die oben angegebene Korrektur für Ketonkörper sowie für die Blutzuckerkorrektur erhöht werden. Gegebenenfalls könnte mittags oder spätabends eine zusätzliche Insulininjektion sinnvoll sein. Eine alleinige Reduktion der BE-Zahl lässt zwar den BZ sinken, beseitigt jedoch durch den dann auftretenden Hungerzustand nicht die Ketonkörperausscheidung.

Hypoglykämien / Unterzuckerungen

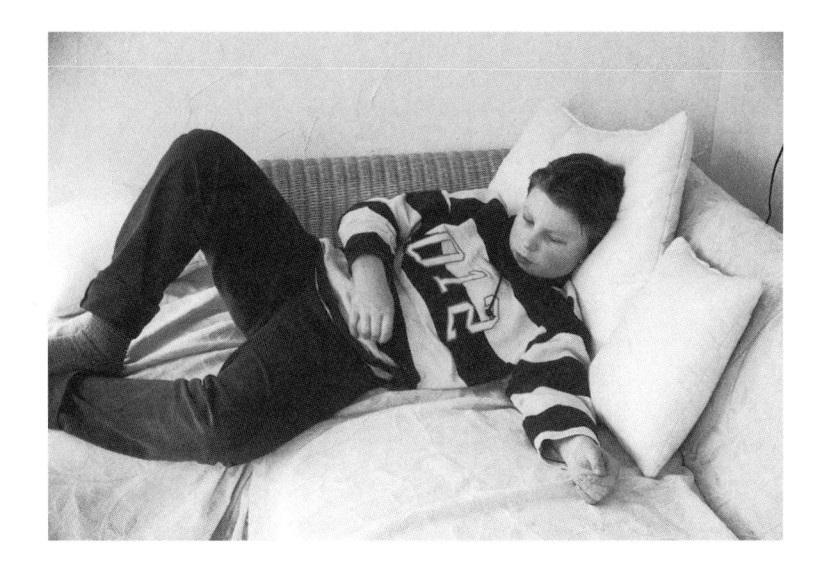

Hypoglykämien sind die häufigste Nebenwirkung der Insulintherapie und bereiten den Eltern der Kinder mit Diabetes große Ängste. Doch durch geschickte Therapieanpassung kann ihnen vorgebeugt werden.

Hypoglykämien / Unterzuckerungen

Die Symptomatik der Hypoglykämie

Hypoglykämien entstehen durch ein Überwiegen der Insulinwirkung. Von einer *Hypoglykämie* spricht man bei einem Blutzucker unter 50 mg/dl.

> Hypoglykämie = Blutzucker unter 50 mg/dl (2,8 mmol/l).

*Die vierjährige Marie hat seit zwei Monaten Diabetes. Sie besucht morgens den Kindergarten. Mittags um 12.25 Uhr hat sie bei einem Blutzucker von 107 mg/dl wegen Appetitlosigkeit mit Mühe nur 2 statt der geplanten 3 BE gegessen. Die Mutter hat dies akzeptiert, weil Marie an den letzten Tagen vor dem Abendessen immer erhöhte Blutzuckerwerte hatte. Nach dem Essen geht sie mit ihrem zehnjährigen Bruder auf den Spielplatz. Dort spielt sie zunächst Fußball, anschließend mit ihrer Freundin im Sandkasten und wechselt dann zur Rutsche. Gegen 15.15 Uhr steht sie nach dem fünften Hinunterrutschen jedoch nicht wieder sofort auf und ihre Freundin fällt auf sie. Marie **schreit laut** und **beschimpft** ihre Freundin. Beide Mädchen schlagen aufeinander ein, bis der Bruder hinzukommt und Marie zur nächstgelegenen Bank zerrt. Sie schlägt weiterhin wild um sich; nach etwa zehn Minuten jedoch hat der Bruder sie beruhigt. Marie wirkt jetzt recht **müde,** ist **lustlos** und **will sofort einschlafen.** Doch da sie schon seit zwei Jahren keinen Mittagsschlaf mehr hält, kommt dieses Verhalten ihrem Bruder merkwürdig vor und er steckt ihr ein Stück Traubenzucker in den Mund. Vier Minuten später ist sie wieder munter und muss auf Drängen ihres Bruders noch einen Apfel essen. Dann steht sie auf, geht zu ihrer Freundin und spielt weiter.*

Das Beispiel von Marie verdeutlicht, dass die Symptomatik der Hypoglykämie bei kleineren Kindern häufig nicht sehr ausgeprägt ist und daher allen Beteiligten bekannt sein sollte.

Die Symptomatik der Hypoglykämie

Manchmal ist sie nur aus der Situation heraus durch das unlogische Verhalten des Kindes zu verstehen. Die Ursachen der hier geschilderten Hypoglykämie bestehen einerseits in der verweigerten BE beim Mittagessen und andererseits in der fehlenden Zusatz-BE des sehr aktiven Kindes. Bei intensivem Herumtoben kann knapp zwei Stunden nach dem Mittagessen eine Extra-BE mit einer so genannten Sport-BE gleichgesetzt werden (siehe Kapitel 8).

Eltern und Geschwister müssen die Anzeichen einer Unterzuckerung genau kennen, um schnell helfen zu können.

Der Versuch von Maries Mutter, durch eine Reduktion der Mittags-BE die abendlichen Blutzucker zu optimieren, hat wegen der Hauptwirkzeit des morgendlichen Verzögerungsinsulins in den Mittagsstunden ein zusätzliches Hypoglykämierisiko zur Folge, insbesondere bei körperlicher Aktivität.

Die Symptomatik der Hypoglykämie beruht entweder auf der Folge des Glukosemangels im Gehirn oder auf den Effekten der Hormone, die vom Nebennierenmark oder dem autonomen Nervensystem freigesetzt werden, um den niedrigen Blutzucker anzuheben. Die wichtigsten Anzeichen der Hypoglykämie sind:

Glukosemangel des Gehirns	Blutzuckersteigernde Hormoneffekte
Müdigkeit	Zittrigkeit
Mattigkeit	Blässe
Schläfrigkeit	Schwitzen
Verhaltensauffälligkeiten	
Aggressivität	Heißhunger
Koordinationsprobleme	Unruhe
Schwierigkeiten beim Sprechen	Ängstlichkeit
Schwierigkeiten beim Denken	Nervosität
Bewusstlosigkeit	Herzrasen
Krampfanfälle	schwankender Gang und Stolpern

Anzeichen der Hypoglykämie

95

Symptome bei Kleinkindern

Kleinkinder fallen besonders durch Symptome wie Blässe, Müdigkeit und Verhaltensauffälligkeiten, z. B. unmotivierte Aggressivität und Clownerien, auf. Sie nehmen die Anzeichen der Hypoglykämie nur selten als solche wahr und sind deshalb auf die Beobachtung durch Bezugspersonen angewiesen. Im Alter von drei bis fünf Jahren beginnt das Kind, sich mit Hunger oder unklaren Beschwerden („es geht mir nicht gut" oder „mir ist komisch") zu melden.

Kinder werden meist bei einem Blutzucker von 30 bis 45 mg/dl auffällig.

Symptome bei Schulkindern

Schulkinder nehmen dagegen ihre Hypoglykämien weit überwiegend sicher wahr und berichten als Hauptzeichen über: Zittern der Hände oder Beine, Hunger, Unruhe, Müdigkeit und Kopfschmerzen.

Als Zeichen des Koordinationsproblems fällt manchmal eine krakelige Schrift auf. Die Wahrnehmungsgrenze liegt überwiegend in der Größenordnung eines Blutzuckers von 45 bis 70 mg/dl.

Symptome bei Jugendlichen

Jugendliche zeigen die gleiche Symptomatik. Zusätzlich geben sie noch Unkonzentriertheit und eventuell Sehstörungen beim Lesen oder vor dem Computer an.

Sie bemerken diese Symptome stark abhängig von der Qualität der Stoffwechseleinstellung bei einem Blutzucker zwischen 50 und 80 mg/dl.

Formen der Hypoglykämien

Hypoglykämien sind nicht zu verhindern und werden von allen Diabetikern im Verlauf der Erkrankung durchgemacht, ein Teil davon verläuft sogar ohne bemerkbare Zeichen. Grundsätzlich muss zwischen leichten und schweren Unterzuckerungen unterschieden werden.

Formen der Hypoglykämien

Schwere Hypoglykämien

Bei einer schweren Hypoglykämie kommt es zu *Bewusstlosigkeit mit eventuellem Krampfanfall*. Dies wird auch als *hypoglykämischer Schock* bezeichnet. Er tritt bei einem BZ unter 25 mg/dl auf. Die Krampfanfälle in der Unterzuckerung sind zwar von epileptischen Krampfanfällen nicht zu unterscheiden, jedoch völlig anders zu bewerten. Im Zweifelsfall sollte deshalb nach einem derartigen Ereignis immer ein EEG (Elektroenzephalogramm) abgeleitet werden. Dies fällt bei einem hypoglykämischen Krampfanfall unauffällig aus. Andererseits sind schwere Hypoglykämien auch durch die *Notwendigkeit der Fremdhilfe* in dieser Situation definiert. Dieses Kriterium ist im Kleinkindesalter jedoch wenig sinnvoll, da in dieser Altersgruppe jede Unterzuckerung der Fremdhilfe bedarf.

Hypoglykämischer Schock

Die schweren Unterzuckerungen sind glücklicherweise sehr selten; allerdings lösen sie die meisten Ängste der Bezugspersonen aus. Sie treten durchschnittlich *einmal in zwölf Jahren* auf. Viele Diabetiker erleiden jedoch nie, andere dafür häufiger eine schwere Hypoglykämie.

Leichte Hypoglykämien

Als leichte Hypoglykämien werden alle Unterzuckerungen bezeichnet, die nicht den oben aufgeführten Definitionen entsprechen. Sie werden aufgrund der auf Seite 95 tabellarisch aufgeführten Symptomatik wahrgenommen und gehen *nicht mit Bewusstlosigkeit* einher. Die absolut überwiegende Zahl der Hypoglykämien fällt in diese Gruppe. Bei guter Stoffwechseleinstellung kommt es durchschnittlich zu zwei bis drei leichten Unterzuckerungen pro Woche. Diese Hypoglykämien werden zwar als lästig und auch unangenehm empfunden. Sie sind jedoch völlig unproblematisch, wenn sie sofort behoben werden.

Leichte Hypoglykämien können mehrmals wöchentlich auftreten und sind in der Regel kein ernstes Problem.

Hypoglykämien / Unterzuckerungen

Ursachen der Hypoglykämien

Zu einer Hypoglykämie kommt es immer infolge eines Überwiegens der Insulinwirkung.

Die Ursache jeder Hypoglykämie ist immer die relative Überdosierung des Insulins. Eine derartige Insulinüberdosierung resultiert z. B. aus:

- nicht erfolgter Dosisreduzierung des Insulins nach Sport (siehe Kapitel 8),
- unzureichender Einnahme von Sport-BE (siehe Kapitel 8),
- Auslassen von geplanten BE,
- Fehldosierungen des Insulins (Vertauschen der Insuline, Überkorrektur),
- akuten Erkrankungen mit Erbrechen (siehe Kapitel 9).

Was ist zu tun?

Sofortmaßnahmen

Die *sofortige Maßnahme* bei jeder leichten Unterzuckerung besteht in der Einnahme rasch blutzuckersteigernder Kohlenhydrate! Hierfür sind besonders geeignet: Säfte wie Apfelsaft, Orangensaft, Limonaden und Cola-Getränke (keine Light-Getränke!), Obst (Banane) und Traubenzucker. Traubenzuckerplättchen (Dextro-Energen) können in jeder Hosentasche mitgenommen werden und sind somit jederzeit griffbereit.

In Apotheken ist ein Traubenzucker-Gel (Jubin Zuckerlösung® mit 2,6 BE) erhältlich, das alternativ verabreicht werden kann. Derartige Not-BE zur Behebung einer Unterzuckerung müssen von jedem Diabetiker und den Bezugspersonen immer mitgeführt werden.

Ungeeignet sind wegen ihrer langsamen Blutzuckerwirksamkeit alle „Diät-Produkte" oder schokoladenhaltigen Süßigkeiten!

Während bei einem Kleinkind meist 0,5 BE ausreichen, benötigen ältere Kinder mindestens 1 BE, um die Hypoglykämie zu beheben. Falls die Symptomatik nach fünf bis zehn Minuten noch anhält, kann eine weitere BE verabreicht werden.

Um festzustellen, bei welchem Blutzucker die Symptomatik wahrgenommen wird, sollte möglichst auch eine Blutzuckermessung erfolgen. Aber grundsätzlich gilt:

> *Hypoglykämie: Erst essen, dann messen!*

Maßnahmen bei einer schweren Hypoglykämie

Wenn eine schwere Hypoglykämie mit Bewusstlosigkeit auftritt, ist jegliche Nahrungszufuhr wegen der Gefahr des Verschluckens verboten. In dieser Situation gibt es nur zwei Möglichkeiten der Hilfe:

Notfalltherapie

- intravenöse Glukosezufuhr oder
- Glucagoninjektion

Da eine i.v.-Glukosezufuhr das Legen einer Infusion durch den Notarzt voraussetzt, besteht ein teils erheblicher Zeitbedarf bis zur Einleitung einer erfolgreichen Therapie. Eine sofortige Notfalltherapie ist jedoch angezeigt und kann bereits durch die Bezugspersonen erfolgen: Alle Eltern müssen deshalb bei der Manifestation in der Handhabung der Glucagon-Notfallspritze geschult werden.

Glucagon ist ein Hormon, das als Insulinantagonist den Blutzucker sofort steigen lässt. Dieser Blutzuckeranstieg erfolgt durch den Abbau aus den Stärke-Reserven in der Leber.

Die Glucagonspritze

Glucagon ist als Fertigspritze mit 1 mg gefriergetrocknetem Hormon erhältlich und sollte in jedem Haushalt, in dem Diabetiker leben, vorhanden sein. Dieses Glucagon kann sowohl

Hypoglykämien / Unterzuckerungen

i.v. als auch i.m. oder s.c. gespritzt werden. Die Injektion des Glucagons erfolgt am besten in die Oberschenkelvorderseite. Recht schnell, innerhalb von ein bis fünf Minuten, wird das Bewusstsein wiedererlangt.

Dosierung: Kleinkinder bis 25 kg Körpergewicht benötigen 0,5 mg (= ½ Ampulle), ältere Kinder sollten 1 mg Glucagon erhalten. Als Nebenwirkung kommt es häufig zu Übelkeit und Erbrechen. Die Injektion kann im Notfall einmal wiederholt werden.

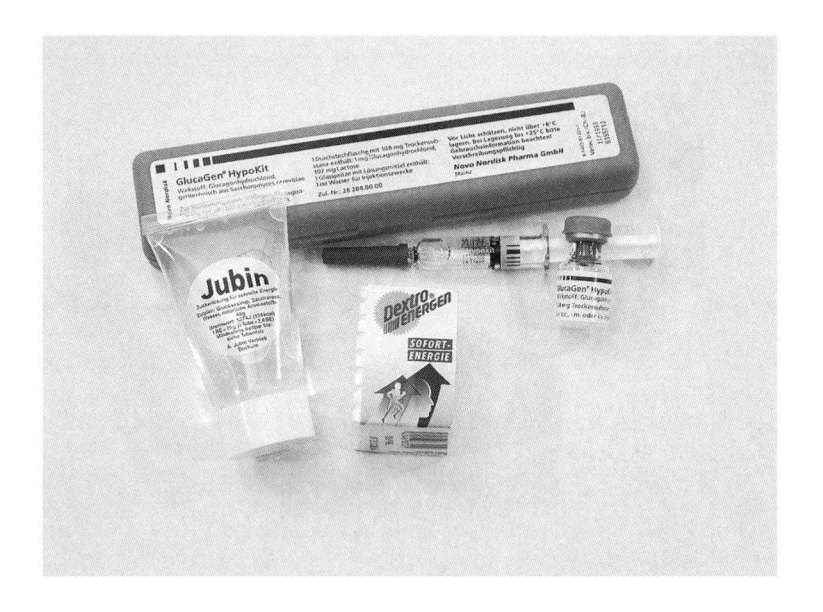

Therapiemöglichkeiten bei Hypoglykämien

Nach der Wiedererlangung des Bewusstseins müssen alle Kinder und Jugendliche mindestens 1 bis 2 BE zu sich nehmen, um einen erneuten Blutzuckerabfall zu verhindern. Falls eine BE-Zufuhr wegen Übelkeit als Folge des Glucagons unmöglich ist, muss auf jeden Fall durch eine anschließende Glukoseinfusion eine erneute Hypoglykämie verhindert werden.

Die bisherige Insulintherapie sollte auf jeden Fall nach jeder schweren Hypoglykämie oder bei wiederholten leichten Unterzuckerungen zur gleichen Tageszeit überdacht werden. Wenn eine Überdosierung des Insulins die Ursache war, muss die entsprechende Dosis sofort um mindestens zehn Prozent reduziert werden.

Wichtige Elternfragen

Kann es vorkommen, dass mein Sohn nachts eine schwere Unterzuckerung erleidet und morgens nicht mehr aufwacht?
Kinder und Jugendliche machen sich nachts durch Geräusche immer auf irgendeine Art bemerkbar, sodass die Eltern auf die Situation aufmerksam werden. Außerdem steigt der Blutzucker durch die Insulinantagonisten auch bei einer schweren Hypoglykämie langsam wieder an. Aber durch die Glucagongabe sollte die Dauer der Hypoglykämie verkürzt werden.

Was muss ich tun, wenn ich aus Versehen abends die höhere morgendliche Insulindosis injiziert habe?
Wichtig ist, derartige „Fehler" überhaupt zu bemerken. Dann sollte die BE-Zufuhr erhöht werden (pro Mahlzeit zusätzlich 1 bis 2 BE). Außerdem sind häufigere Blutzuckerkontrollen auch nachts erforderlich, um gegebenenfalls durch eine weitere BE-Gabe eine Hypoglykämie zu verhindern.

Sind leichte Hypoglykämien schädlich für unser Kind?
Nein. Trotzdem sollten nie mehr als zwei bis drei leichte Hypoglykämien pro Woche auftreten, andernfalls ist von einer Stoffwechseleinstellung mit zu niedrigem Blutzuckerniveau oder von zu vielen Therapiefehlern auszugehen.

Hypoglykämien / Unterzuckerungen

Muss ich eine Unterzuckerung bereits bei einem Blutzucker von 85 mg/dl behandeln?
Eine so frühzeitige Symptomatik der Hypoglykämie lässt auf eine lang anhaltende, schlechte Stoffwechseleinstellung schließen. Dann wird bereits ein BZ im Normbereich als Hypoglykämie empfunden. Behandlungspflichtig ist ein solcher Blutzucker jedoch nicht. Wichtig ist die Verbesserung der Stoffwechselqualität, wodurch Hypoglykämien wieder bei niedrigeren Blutzuckerwerten wahrgenommen werden.

Bei welchem Blutzucker tritt eine schwere Hypoglykämie auf?
Mit Bewusstlosigkeit ist erst nach länger dauernder Unterzuckerung unter 25 mg/dl zu rechnen. Diese Hypoglykämien sind grundsätzlich lebensgefährlich! Deshalb muss schon prophylaktisch alles getan werden, um das Auftreten zu verhindern.

Hyperglykämien / Überzuckerungen

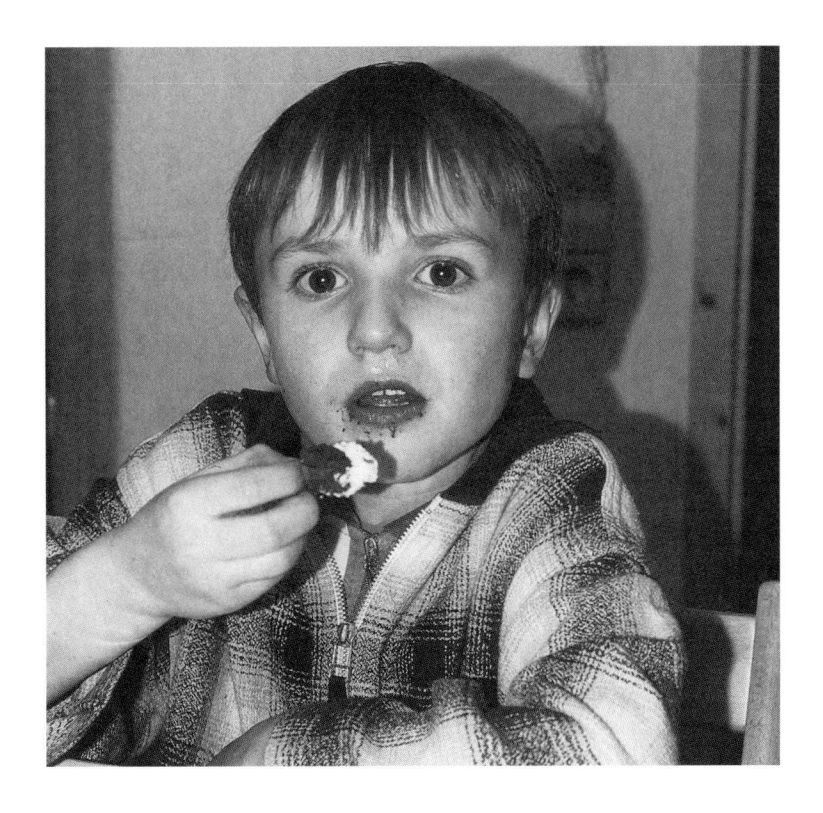

Hyperglykämien stellen zwar akut keine Bedrohung dar, führen aber zu diabetischen Folgeerkrankungen. Deshalb müssen sie konsequent behoben werden.

Hyperglykämien / Überzuckerungen

Merkmale der Hyperglykämie

Überzuckerungen stellen akut keine besonderen Probleme dar, sind aber wegen der Folgeerkrankungen des Diabetes gefürchtet.

Hyperglykämien werden bei Kindern und besonders bei Jugendlichen mit Diabetes oft beobachtet. Sie bereiten den Jugendlichen im Gegensatz zu den Hypoglykämien weit weniger Probleme, weil sie akut keine Bedeutung haben. Die Eltern sorgen sich jedoch wegen des Wissens um die langfristig dadurch verursachten diabetischen Folgeerkrankungen (siehe Kapitel 10).

Die Hyperglykämien sind durch Blutzuckerwerte über 160 bis 180 mg/dl (8,9 bis 10 mmol/l) charakterisiert. Wenn solche hohen Blutzucker längere Zeit vorliegen, kann auch eine Uringlukoseausscheidung nachgewiesen werden. Zusätzlich wird auch die Ausscheidung von Ketonkörpern nach etwa 12 bis 20 Stunden messbar.

Die meisten Kinder verspüren in diesen Situationen wieder vermehrt Durst und trinken unaufgefordert größere Flüssigkeitsmengen. Eine Leistungsbeeinträchtigung wird insbesondere von Jugendlichen nur selten wahrgenommen.

Dank regelmäßiger Blutzuckermessungen werden Hyperglykämien heute rasch erfasst, ermöglichen konsequentes Gegensteuern und führen deshalb nur selten zur Ketoazidose.

Die 14-jährige Theresa hat seit 15 Monaten Diabetes und erhält eine konventionelle Insulintherapie mit zwei Injektionen pro Tag. In den letzten Wochen hat sie die Insulindosis deutlich erhöhen müssen. Sie hatte bis vor sieben Monaten Idealgewicht, nun aber bereits 5 kg zugenommen und wiegt jetzt 63 kg. Laut Diabetes-Tagebuch liegen die meisten Blutzuckerwerte zwar im akzeptablen Bereich mit den altersüblichen Blutzuckerschwankungen. Vor dem Abendessen hat sie aber mindestens fünfmal pro Woche sehr hohe Blutzucker gemessen, teilweise sogar über

Merkmale der Hyperglykämie

400 mg/dl. Abends injiziert sie zwar immer nach ihrer Korrekturregel, hat aber häufiger um 21.30 Uhr leichte Unterzuckerungen. Der letzte HbA$_{1c}$-Wert ist angestiegen und beträgt jetzt 8,2 %. Diese Situation ist unbefriedigend und Theresa möchte eine bessere Einstellung erreichen.

Der Grund für die erhöhten Blutzuckerwerte am Abend liegt bei Theresa in ihrem Naschen am Nachmittag. Oft trödeln Jugendliche nachmittags bei der Erledigung der Hausaufgaben und naschen aus Langeweile. Durch den frühen Injektionszeitpunkt morgens reicht die Insulin-Langzeitwirkung häufig nicht aus, um nachmittags noch BE einnehmen zu können. Nur bei körperlicher Aktivität vertragen Jugendliche nachmittags BE, ohne abends erhöhte Blutzucker zu messen. Das war bei Theresa an zwei Nachmittagen der Fall, an denen sie Handballtraining hatte; nur dann lagen ihre BZ-Werte abends im Zielbereich.

Unkontrolliertes Naschen führt häufig zu Überzuckerungen.

Das Beispiel von Theresa schildert das typische Problem, das Jugendliche mit der Einhaltung des strikten Therapieplans nach der Remissionsphase haben. Durch eine Therapieumstellung auf MCT (siehe Seite 71ff.) mit zusätzlicher Mittagsinjektion wurde bei Theresa eine verbesserte Stoffwechseleinstellung ohne ausgeprägte Blutzuckerschwankungen erzielt. Nachmittags konnte sie nun wie gewünscht 2 BE zu sich nehmen, dafür verzichtete sie auf das ungeliebte dritte Frühstück. Dazu wurde die morgendliche Normalinsulindosis auf den Bedarf für die beiden Frühstücke reduziert, gleichzeitig die Verzögerungsinsulindosis dem Basalbedarf entsprechend berechnet (siehe Seite 75ff.). Mittags wurde die Normalinsulindosis für das Mittagessen und die Kaffeemahlzeit kalkuliert. Nachmittags benötigt Theresa jetzt vor dem Handballtraining um 17.00 Uhr wieder Sport-BE. Die Gewichtszunahme konnte gestoppt werden, weil die unkontrollierte Kalorienzufuhr durch das

Hyperglykämien / Überzuckerungen

nachmittägliche Naschen entfiel. Erfreulicherweise sank der HbA$_{1c}$-Wert bei der nächsten Kontrolle auf 7,1 %.

Bisherige Therapie:

Uhrzeiten	7.15	9.30	11.25	13.30	15.30	19.30	21.00
	Frühstück	Frühstück	Frühstück	Mittag	Kaffee	Abendessen	Spätmahlz.
BE	3	3	3	4	0	4	2
Normalinsulin	6.45: 13 I.E.					18.30: 8 I.E.	
Verzögerungsinsulin	6.45: 20 I.E.					18.30: 11 I.E.	

Geänderte Therapie:

BE	4	2	0	5	2	4	2
Normalinsulin	6.45: 14 I.E.			13.00: 10 I.E.		18.30: 8 I.E.	
Verzögerungsinsulin	6.45: 10 I.E.					18.30: 11 I.E.	

Die Gründe der Hyperglykämien

Bei Hyperglykämien, die regelmäßig zu gleichen Tageszeiten auftreten, müssen folgende Fragen geprüft werden:
- Ist der BE-Plan der Insulinwirkung angepasst?
- Ist die Insulindosis angemessen?
- Ist die Art der Insulintherapie patientengerecht?
- Liegt ein Dawn-Phänomen mit morgendlichen Hyperglykämien vor?

Entsprechend der jeweiligen Ursache muss dann eine individuelle Therapieanpassung erfolgen.

Die Bedeutung der Hyperglykämie

Die Bedeutung der Hyperglykämien ist selbstverständlich abhängig von deren Dauer. Langfristig anhaltende Hyperglykämien über Tage oder sogar Wochen verursachen immer eine Verschlechterung der Stoffwechseleinstellung. Dann muss durch eine Umstellung der Therapie versucht werden, den Bedürfnissen und Gewohnheiten der Patienten gerecht zu werden. Kurzfristig erhöhte Blutzucker bedeuten nicht unbedingt eine schlechte Stoffwechseleinstellung. Auch der HbA_{1c}-Wert als ein Maß für die Stoffwechselqualität steigt erst an, wenn eine Hyperglykämie mehr als acht bis zehn Stunden besteht (siehe Kapitel 11). Durch Aufregung verursachte Hyperglykämien sind meist nur von kurzer Dauer. Sie werden durch die so genannten Stresshormone ausgelöst, die eine blutzuckersteigernde Wirkung haben. Die Bedeutung dieser Hyperglykämien wird jedoch meist überbewertet.

Die Hyperglykämien, die bei jedem Patienten ebenso wie die Unterzuckerungen nicht zu vermeiden sind, verdeutlichen die Notwendigkeit der regelmäßigen Blutzuckermessungen. Durch sie kann in Verbindung mit dem Urinzucker und der eventuellen Ketonkörperausscheidung das Ausmaß der „Stoffwechselentgleisung" abgeschätzt werden.

Die Folgen der Hyperglykämie sind abhängig von ihrer Dauer und der Häufigkeit ihres Auftretens.

Was ist zu tun?

Eine Korrektur des aktuell erhöhten Blutzuckers erfolgt durch eine zusätzliche Insulingabe nach der individuellen Korrekturregel. Alternativ können hyperglykämische Blutzucker zu einer Tageszeit ohne Insulininjektion (z. B. mittags oder nachmittags) auch durch Auslassen von BE ausgeglichen werden. In dieser Situation sollten die Kinder und Jugendlichen ver-

Insulinanpassung

Hyperglykämien / Überzuckerungen

mehrt trinken, um einerseits den Flüssigkeitsverlust auszugleichen und andererseits durch die Uringlukoseausscheidung den Blutzucker zusätzlich zu senken.

Therapieumstellung

Wenn dies täglich notwendig wird, liegt ein prinzipieller Therapiefehler vor, der nur durch eine entsprechende Therapieumstellung behoben werden kann.

Die Korrektur erhöhter Blutzuckerwerte

Erhöhte Blutzuckerwerte sind Zeichen einer Insulinunterversorgung und können insofern mit einer zusätzlichen Menge an Insulin korrigiert werden. Dabei spricht man von Korrekturinsulin. Dazu wird grundsätzlich nur kurz wirkendes Normal- oder Lispro-Insulin eingesetzt. Je nach Insulinempfindlichkeit ergibt sich eine Korrekturregel, die als Orientierung zur Blutzuckersenkung auf den Zielblutzucker von 100 mg/dl dienen kann.

> *Die Korrekturregel gibt die Blutzuckersenkung in mg/dl (mmol/l) an, die durch die zusätzliche Gabe von 1 I.E. kurz wirksamen Insulins erzielt wird.*

Die 40er-Regel

Bei Jugendlichen nach Beendigung der Remissionsphase senkt 1 I.E. Korrekturinsulin den Blutzucker häufig um 40 mg/dl. Dies wird als *40er-Regel* bezeichnet und bedeutet:

Blutzucker (mg/dl)	Korrekturinsulin
140 – 179	+ 1 I.E.
180 – 219	+ 2 I.E.
220 – 259	+ 3 I.E.
über 260	+ 4 I.E.

Die Korrektur erhöhter Blutzuckerwerte

Bei einem Blutzucker von z. B. 244 mg/dl sollten nach dieser Korrekturregel 3 I.E. kurz wirksames Insulin zusätzlich zu der üblichen Insulindosis injiziert werden.

Zu beachten ist jedoch, dass besonders *spätabends und nachts die gleiche Insulindosis deutlich stärker blutzuckersenkend* wirkt. Dies beruht darauf, dass der Mensch nachts empfindlicher auf Insulin reagiert als tagsüber. Deshalb darf zu diesen Zeiten nur die Hälfte der tagsüber erforderlichen Korrekturdosis gespritzt werden.

Für die Korrektur muss eine *maximale Korrekturdosis* vorgegeben werden, anderenfalls wird überschießend korrigiert. Es kann zu einer Unterzuckerung kommen, weil der Blutzucker zusätzlich durch die Urinzuckerausscheidung gesenkt wird.

Maximale Korrekturdosis

Bei unzureichendem Erfolg darf frühestens nach Wirkende des Insulins erneut nach der individuellen Korrekturregel gespritzt werden. Bei einer Korrektur mit Lispro-Insulin muss mindestens zwei Stunden, bei Normalinsulin mindestens vier Stunden abgewartet werden.

Auf Blutzuckerspritzen nicht spritzen!

Dieser Grundsatz besagt, dass z. B. Hyperglykämien eine Stunde nach dem Essen nicht mit Insulin korrigiert werden dürfen. Das Gleiche gilt für erhöhte Blutzucker, die trotz Korrektur eine Stunde danach noch unverändert hoch sind. Ansonsten droht durch die Überlagerung der Insulinwirkungen bei mehrfacher Korrektur in kurzen Abständen eine Unterzuckerung. Erst nach dem Wirkende des Insulins soll der Zielblutzucker erreicht sein.

Korrekturregel bei Kleinkindern

Kleinkinder oder Kinder mit geringem Insulinbedarf reagieren sehr empfindlich auf Normalinsulin und benötigen insofern eine vorsichtigere Korrekturregel. Häufig ist eine Korrektur

Die 100er- und 200er-Regel

Hyperglykämien / Überzuckerungen

nur nach der 100er- bis 200er-Regel möglich. Manchmal wird sogar eine 320er-Regel erforderlich, um durch Korrekturinsulin keine Unterzuckerungen zu provozieren.

Die 320er-Regel

Um bei so insulinempfindlichen Kindern noch sinnvoll korrigieren zu können, muss die *Korrektur in 1/2- oder sogar 1/4- I.E.-Schritten* erfolgen. Andernfalls wäre eine Korrektur in 1/1 I.E.-Schritten erst bei extrem hohen Blutzuckerwerten möglich. Bei der 320er-Regel bedeutet dies die zusätzliche Gabe von 1/4 I.E. Insulin ab einem Blutzucker über 180 mg/dl. Solche geringen Insulindosen sind natürlich nicht exakt aufzuziehen; den meisten Eltern bereitet dies jedoch keine Probleme. Selbstverständlich sollte die Hyperglykämie eines Kindes zu den üblichen Injektionszeitpunkten immer korrigiert werden. Geringe Insulindosen unter 1 I.E. müssen nicht extra gespritzt werden. Infolge mangelnder Akzeptanz zusätzlicher Injektionen können erhöhte Blutzucker, z. B. vor dem Mittagessen, durch BE-Reduktion gesenkt werden. Je nach Alter des Kindes und BE-Menge der Mahlzeit empfiehlt sich eine Reduktion um 0,5 bis maximal 1 BE.

Das Dawn-Phänomen

Beim Auftreten des Dawn-Phänomens ist oft eine Therapie mit zinkverzögertem Insulin angebracht.

Regelmäßig erhöhte Blutzuckerwerte über 200 mg/dl frühmorgens sind besonders bei Jugendlichen in der Pubertät häufig. Ursache ist meist ein so genanntes Dawn-Phänomen, auch als Morgendämmerungsphänomen bezeichnet. Dieses ist charakterisiert durch ausgeprägte Blutzuckeranstiege in den frühen Morgenstunden ab 3.00 bis 4.00 Uhr. Der erste therapeutische Versuch besteht zunächst in der Einführung der „geteilten Abendspritze", d. h. die Injektion des Normalinsulins vor dem Abendessen und die spätabendliche Verzögerungsinsulingabe gegen 21.00 bis 23.00 Uhr. Falls diese

Das Dawn-Phänomen

Maßnahme nicht zu akzeptablen morgendlichen Nüchtern-Blutzuckerwerten führt, neigen die Jugendlichen zu weiterer Erhöhung der NPH-Insulin-Dosis. Dies führt zwar gelegentlich zu niedrigeren morgendlichen Blutzuckerwerten, häufig aber erreicht durch unbemerkte nächtliche Unterzuckerungen. Oft kann durch die Umstellung auf ein zinkverzögertes Insulin (z. B. Semilente MC®) für die Nacht wegen der längeren Wirkzeit eine Optimierung des Blutzuckerniveaus morgens erzielt werden. Zinkverzögerte Insuline können jedoch nicht gemischt werden und erfordern insofern immer zwei abendliche Injektionen.

Unter Dawn-Phänomen versteht man einen Blutzuckeranstieg in den Morgenstunden wegen ungenügender Insulinwirkung.

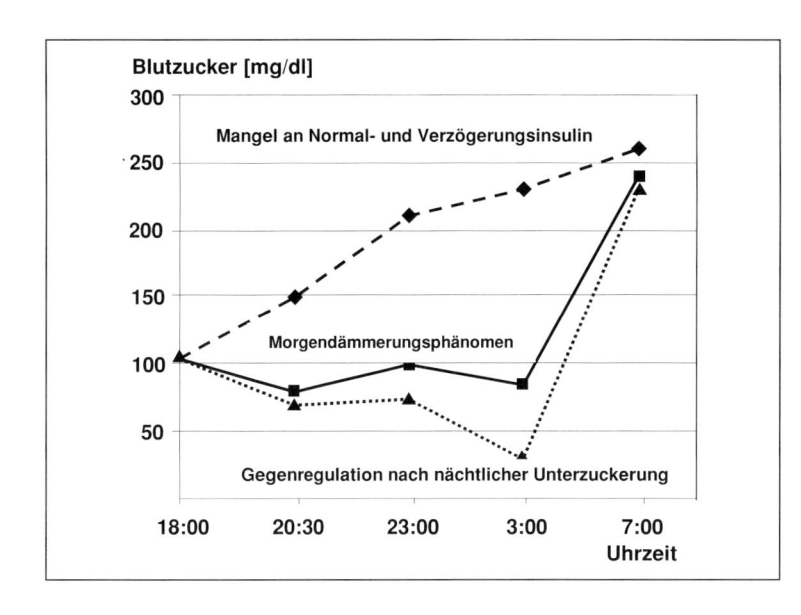

In diesem Diagramm sind drei völlig unterschiedliche Blutzuckerverläufe in der Nacht mit nahezu identischem morgendlichem hyperglykämischem Blutzucker dargestellt: 1. Mangelversorgung mit Insulin, 2. nächtliche Unterzuckerung mit Gegenregulation, 3. Dawn-Phänomen.

Hyperglykämien / Überzuckerungen

Wichtige Elternfragen

Unsere dreijährige Tochter hat nachmittags laut Plan nur 1 BE. Durch welche Maßnahmen kann am Wochenende eine größere BE-Zahl für die Kaffeemahlzeit erreicht werden?
Nur eine zusätzliche Injektion von kurz wirkendem Insulin, z. B. Lispro-Insulin, kann eine größere Kaffeemahlzeit ermöglichen. Der Vorteil von Lispro-Insulin besteht darin, dass die Wirkung dieses Insulins bis zur Abendspritze abgeklungen ist und deshalb keine Überlagerungen zu befürchten sind.

Muss ich bei einem Blutzucker von 231 mg/dl auch eine Insulinkorrektur mittags durchführen, wenn ich zwei Stunden später zum Fußballspielen gehe?
In diesem Fall kann eine Korrektur mit Insulin unterbleiben. Stattdessen erfolgt durch Auslassen der sonst erforderlichen 2 Sport-BE ein Blutzuckerausgleich bis zum Abend.

Ich habe eine 50er-Korrekturregel mit maximal 4 I.E. Soll ich bei einem Blutzucker von 467 mg/dl um 20.30 Uhr vor der Spätmahlzeit (2 BE) mehr Semilente®-Insulin spritzen?
Derartig extreme Hyperglykämien sind meist durch ein „Vergessen" der Insulininjektion oder durch ausgeprägtes Naschen bedingt. Eine Korrektur mit Semilente®-Insulin ist nicht sinnvoll, weil der Blutzuckerabfall zu spät erfolgt und dann in den frühen Morgenstunden eine Unterzuckerung herbeiführen kann. Ohne Erfahrungen mit einer nächtlichen Korrektur ist auf jeden Fall das Auslassen der Spätmahlzeit sinnvoll. Andernfalls kann spätabends mit 2 I.E. Normalinsulin korrigiert werden, entsprechend der Hälfte der Insulindosis, die tagsüber zur Korrektur gespritzt würde. Um den BZ-Abfall zu überprüfen, sollte eine Blutzuckerkontrolle um 24.00 Uhr erfolgen.

Sport und Diabetes

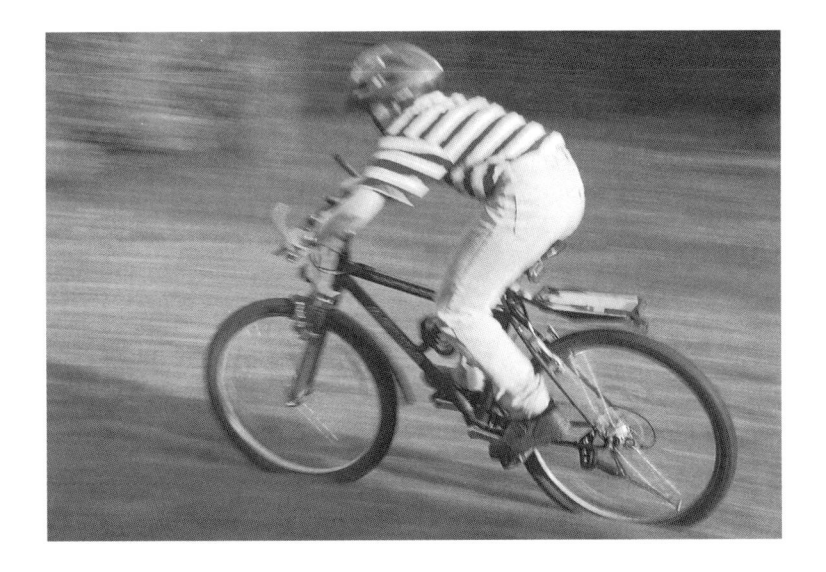

Kinder spielen und toben wegen ihres großen Bewegungsdrangs viel herum. Auch Kinder und Jugendliche mit Diabetes brauchen Sport. Mit ein bisschen Planung stellt körperliche Aktivität für sie kein Problem dar.

Der Glukosestoffwechsel bei Sport

Auch Kinder mit Diabetes sollten regelmäßig Sport treiben – möglichst in einem Sportverein.

Sport ist aus gesundheitlichen Gründen sehr zu begrüßen und macht Kindern und Jugendlichen, auch mit Diabetes, viel Spaß. Außerdem stärkt Sport das Selbstbewusstsein. Sportliche Betätigung sollte deshalb in jeder Altersstufe gefördert werden, wegen der Regelmäßigkeit möglichst sogar in einem Sportverein.

Bei Muskelarbeit benötigt und verbrennt jeder Mensch grundsätzlich vermehrt Glukose als Energielieferant. Die Folge ist ein Blutzuckerabfall in den unteren Normalbereich von 60 bis 80 mg/dl. Dieser Stoffwechseleffekt besteht unabhängig von der Insulinwirkung. Zur Vermeidung von Hypoglykämien wird bei länger dauernder Muskelarbeit zusätzliche Glukose von der Leber bereitgestellt. So wird bei stoffwechselgesunden Menschen eine Hypoglykämie mit einem Blutzucker unter 60 mg/dl verhindert und die lebensnotwendige Energieversorgung des Gehirns sichergestellt.

Was Diabetiker bei Sport beachten müssen

Beim Typ-1-Diabetes müssen bei körperlicher Betätigung zur Vermeidung von Hypoglykämien einige wichtige Grundsätze beachtet werden:

Kinder und Jugendliche mit Diabetes müssen für die Dauer der körperlichen Aktivität die Insulindosis gezielt reduzieren. Dies ist jedoch meist nicht problemlos möglich, sodass es bei ihnen durch Sport zu einer relativen Überdosierung des Insulins kommen kann. Erforderlich sind daher Gegenmaßnahmen, um Hypoglykämien zu vermeiden. Dazu gibt es zwei Möglichkeiten:

- die Reduktion der Insulindosis vor der Aktivität oder
- die Einnahme zusätzlicher BE vor und gegebenenfalls während der Aktivität.

Sport spart Insulin

Durch den vermehrten Abbau von Glukose spart Sport Insulin. Dabei ist der Insulin sparende Effekt des Sports aber keinesfalls nur auf die Dauer der körperlichen Aktivität beschränkt, sondern hält noch ca. zwölf Stunden länger an. Aus diesem Grund können selbst nach Beendigung des Sports ohne entsprechende Maßnahmen Hypoglykämien auftreten. Dies bedeutet z. B. bei nachmittäglichem oder abendlichem Sport, dass die Insulindosis des Verzögerungsinsulins für die folgende Nacht reduziert werden muss.

Sport soll dem Kind Spaß machen! Der Insulin sparende Effekt des Sports darf daher nicht dazu führen, dass durch ein Erzwingen körperlicher Aktivitäten die Insulindosis reduziert werden soll. Die Menge des täglich benötigten Insulins ist kein Maß für den Schweregrad des Diabetes. Ein Kind wird nicht dadurch gesünder, dass es bei viel Bewegung täglich 2 bis 3 I.E. Insulin weniger benötigt!

Sport soll Spaß machen und nicht aus der Motivation heraus erfolgen, dadurch die Insulindosis verringern zu können.

Sport-BE

Um einer Hypoglykämie vorzubeugen, benötigt ein Kind bei sportlicher Betätigung zusätzliche BE. Diese Sport-BE sind immer zusätzliche BE, die natürlich nicht mit Insulin versorgt werden. Besonders geeignet sind rasch blutzuckerwirksame BE wie Säfte und Obst, weil sie den Blutzucker sofort für etwa eine Stunde anheben. Sie müssen bei Bedarf vor dem geplanten Sport in der erforderlichen Menge eingenommen werden, um den angehobenen Blutzucker „abzuarbeiten". Bei länger dauernder Aktivität kann eine wiederholte Einnahme dieser Lebensmittel in stündlichen Abständen erfolgen. Schokoladenhaltige Süßigkeiten sind wegen des verzögerten Blutzuckeranstiegs ungeeignet, ebenso Zusatzmahlzeiten mit Brot oder Pommes frites. Diätsäfte als Sport-BE sind selbst-

Bei Sport braucht das Kind zusätzliche, rasch blutzuckerwirksame BE, die nicht mit Insulin versorgt werden.

verständlich sinnlos, weil sie nicht den gewünschten schnellen Blutzuckeranstieg bewirken.

> *Bei ungeplanter, spontaner körperlicher Aktivität kann das Auftreten eventueller Hypoglykämien ausschließlich mit Zusatz-BE verhindert werden.*

Wie groß ist das Hypoglykämierisiko?

Der Glukoseverbrauch durch Sport ist oft geringer als erwartet. Auch das Hypoglykämierisiko wird von den Eltern häufig stark überschätzt. Bei zu großzügiger BE-Gabe und/oder zu ausgeprägter Insulindosisreduktion kommt es dann im Anschluss an den Sport zu erhöhten Blutzuckerwerten.

Deshalb ist die Kenntnis der Reaktion des Kindes auf Sport und Bewegung von großer Bedeutung. Dabei gilt es, mehrere Faktoren zu berücksichtigen:
- Alter und Trainingszustand des Kindes,
- Sportart, Sportintensität und Dauer,
- Uhrzeit der körperlichen Aktivität und
- Art der Insulintherapie.

Hieraus ergeben sich individuell unterschiedliche Maßnahmen zur Vermeidung einer Hypoglykämie, die im Folgenden beschrieben werden.

Sport am Vormittag – der Schulsport

Es ist natürlich unerlässlich, dass alle Betreuungspersonen eines Kindes oder Jugendlichen mit Diabetes über die Erkran-

Sport am Vormittag – der Schulsport

kung informiert sind; sie müssen in der Lage sein, eine Hypoglykämie zu erkennen und zu behandeln. Besonders wichtig ist diese Information für Sportlehrer und Trainer. Nur in einigen Bundesländern existieren Verwaltungsvorschriften für die Lehrkräfte. Zur Information gibt es aber auch spezielle Diabetes-Merkblätter, die in den Ambulanzen kostenlos erhältlich sind.

Eine Befreiung vom Sportunterricht wegen des Typ-1-Diabetes ist grundsätzlich abzulehnen!

Die Lehrer müssen unbedingt über den Diabetes des Kindes informiert sein und die Notfallmaßnahmen kennen.

Kindergarten- und Grundschulkinder

Das Turnen im Kindergarten oder in den ersten Klassen der Grundschule ist selten so intensiv, dass zusätzliche BE notwendig werden. Wegen der Frühstücke in 2-Stunden-Abständen ist das Kind meist ausreichend vor Hypoglykämien geschützt. Im Zweifelsfall sollte dem Kind jedoch zumindest 1 Sport-BE verabreicht werden, bis entsprechende Erfahrungen vorliegen. Durch Blutglukosekontrollen vor und nach dem Sport können in diesen Fällen das tatsächliche Hypoglykämie-Risiko sowie der realistische Bedarf an Sport-BE bestimmt werden.

Bei Kindern in diesem Alter erfolgt häufig eine konventionelle Insulintherapie (CT) (siehe Seite 67ff.) mit morgendlicher freier Mischung der Insuline. Dabei stellt eine hohe Verzögerungsinsulindosis die Insulinversorgung des Mittagessens sicher. Hypoglykämien treten deshalb überwiegend in der Mittagszeit auf, selten vormittags zwischen 8.00 und 11.00 Uhr. Dies bedeutet, dass Grundschulkinder eventuell eine zusätzliche Sport-BE benötigen, wenn der Sportunterricht z. B. in der fünften Stunde stattfindet. Als Merksatz gilt:

In allen Zweifelsfällen 1 Sport-BE pro Stunde!

Ältere Kinder und Jugendliche

Auch in dieser Altersgruppe werden beim Schulsport nur in Ausnahmefällen Sport-BE notwendig. Schulsport zeichnet sich oft durch langes Anstehen vor Übungen und nur kurzzeitige körperliche Aktivität aus. Aber natürlich gibt es auch Sportstunden mit intensiverer körperlicher Belastung. Im Zweifelsfall gilt auch hier immer: 1 Sport-BE pro Stunde zusätzlich verabreichen!

Da ältere Kinder und Jugendliche nur selten bereit sind, vor ihren Klassenkameraden Blutzuckermessungen durchzuführen, kann bei ihnen nur der mittägliche BZ als Orientierung für den Sport-BE-Bedarf dienen. Ohne symptomatische Hypoglykämie vormittags muss ein erhöhter Blutzucker mittags als Zeichen einer übermäßigen BE-Zufuhr angesehen werden. Andererseits werden in dieser Altersgruppe Hypoglykämien als Beweis fehlender Sport-BE sicher wahrgenommen.

Anders ist die Situation bei Ballspielen oder Ausdauersportarten (z. B. Dauerlauf, Schwimmen, Zirkel-Training), bei denen sich die Schüler gern verausgaben. In diesen Fällen ist eine Einnahme von Sport-BE meist erforderlich. Der tatsächliche BE-Bedarf muss anhand von Blutzuckermessungen individuell ausgetestet werden. Bei Schulsport in den ersten drei Unterrichtsstunden – zwischen 8.00 und 10.30 Uhr – kann alternativ auch eine Reduktion des morgendlichen Normalinsulins angeraten werden, sodass dadurch ein Teil der Frühstücks-BE zu Sport-BE wird. Bei Schulsport in der fünften oder sechsten Unterrichtsstunde kann eine Reduktion des morgendlichen

Die Einnahme von Sport-BE ist vor allem bei Ausdauersportarten wichtig.

Grundsätzlich gilt:
- *Sport-BE-Bedarf individuell bestimmen,*
- *Zusatz-BE oder Insulindosisreduktion vornehmen,*
- *Hypoglykämiegefahr bei Schulsport nicht überschätzen.*

Verzögerungsinsulins eine Alternative zu der Einnahme von Sport-BE darstellen.

Sport am Nachmittag oder am Abend

Viele Kinder und Jugendliche treiben auch nachmittags oder nach dem Abendessen Sport. Die erforderlichen Maßnahmen sind dabei grundsätzlich zunächst einmal abhängig von der Art der Insulintherapie und damit auch vom Alter.

Kindergarten- und Grundschulkinder

Bei Kindern mit konventioneller Insulintherapie sollte die morgendliche Verzögerungsinsulindosis reduziert werden, falls die Aktivitäten am frühen Nachmittag bis 15.00 Uhr geplant sind. Für Sport nach 15.00 Uhr kann durch eine verminderte Insulindosis nicht sicher eine Hypoglykämie verhindert werden. Durch die abklingende Insulinwirkung kann es zu einem Blutzuckeranstieg in den Nachmittags- und Abendstunden kommen. Nur bei körperlicher Aktivität ist es dann möglich, nachmittags BE im Sinne von Sport-BE einzunehmen. Natürlich ist der BE-Bedarf nachmittags recht gering.

Die Verabreichung von Sport-BE ist auch abhängig von der Therapie und vom Alter.

Ältere Kinder und Jugendliche

Bei Kindern oder Jugendlichen mit MCT oder ICT (siehe Seite 71ff.) sollte bei Sport am Nachmittag eine Insulindosisreduktion bereits mittags erfolgen. Dies gilt aber nur bei körperlicher Aktivität in der Wirkzeit der verabreichten Insuline:
- Reduktion des Normalinsulins *mittags* bei Sport innerhalb der folgenden etwa drei bis fünf Stunden.
- Bei Sport *abends* nach der Insulingabe empfiehlt sich eine Dosisreduktion wie mittags.

- Wenn bei ICT mit Lispro-Insulin Sport in den Abendstunden geplant ist (16.30 – 22.00 Uhr), sollte eine Dosisanpassung mit Reduktion des Verzögerungsinsulins mittags erfolgen. Wichtig ist, dass immer das Insulin reduziert wird, das während der Zeit des Sports überwiegend wirkt.

Belastungsintensität und Therapieanpassung

Damit die Sport-BE der körperlichen Belastung entsprechend gegeben werden können, ist es wichtig, die Belastungsintensität richtig einschätzen zu können. Als grober Anhaltspunkt der Intensität der Muskelarbeit kann dabei zur Orientierung für die Therapieanpassung die Einteilung des Sports in *Grade der körperlichen Belastung* erfolgen:

Grad der Belastung	Sportart
Grad 1	„Leichte" Betätigung wie Spazierengehen, gemütliches Fahrrad fahren
Grad 2	Fußball, Laufen, Gymnastik, Fahrrad fahren, Tanzsport, Berwandern, Ski fahren
Grad 3	Handball, Tennis, Joggen, Schwimmen
Grad 4	Leistungssport = maximale körperliche Belastung

Anpassung mit Sport-BE

Für jeden Grad der Belastung und für jede Stunde Sport sollte zunächst 1 Sport-BE zusätzlich eingenommen werden. Das bedeutet, dass z. B. für zwei Stunden Fußballspielen etwa 4 Sport-BE eingeplant werden sollten, bis der individuelle Bedarf durch Blutzuckermessungen bekannt ist. Gut trainierte Kinder und Jugendliche benötigen aber deutlich weniger Sport-BE als untrainierte!

Belastungsintensität und Therapieanpassung

Unbedingt berücksichtigt werden muss, dass die Sportart nicht zu einer schematischen Therapieanpassung führen darf. So erfordert das Fußballspielen als Torwart fast nie Sport-BE, weil auf dieser Position das Ausmaß der Muskelarbeit eher gering ist und Konzentration und Anspannung im Vordergrund stehen. Wichtig zu wissen ist außerdem, dass ältere Kinder und Jugendliche im Schwimmbad einen deutlich höheren BE-Bedarf als Erwachsene aufweisen! Beim Schwimmen ist eine Therapieanpassung von größter Bedeutung, um Ertrinkungsunfälle zu verhindern.

Anpassung der Insulindosis

Anstelle von Sport-BE kann zur Vermeidung einer Hypoglykämie alternativ auch die Insulindosis anhand der folgenden Tabelle reduziert werden. Diese Angaben stellen nur Anhaltspunkte dar, die individuell ausgetestet werden müssen.

Insulin-Reduktion in Prozent pro Stunde Sport	
Grad 1	minus 5 % (ab 2 Stunden Aktivität)
Grad 2	minus 10 %
Grad 3	minus 20 %
Grad 4	minus 30 %

Auch hier gilt: Gut trainierte Kinder und Jugendliche brauchen eine geringere Insulindosisreduktion.

Ausfall des Sports nach Therapieanpassung

Wie ist zu reagieren, wenn wegen des geplanten Sports eine Insulindosisreduktion erfolgt ist, dieser aber kurzfristig ausfällt?

In dieser Situation ergibt sich zwangsläufig eine Hyperglykämie; daher bestehen therapeutisch nur zwei Möglichkeiten der Blutzuckerkorrektur:

- *eine Reduktion der BE* der folgenden Mahlzeit oder
- *Nachspritzen* der fehlenden Insulindosis.

Andere körperliche Aktivitäten

Das Hauptproblem bei der Einschätzung der körperlichen Belastung stellt in der Regel nicht die Ausübung der typischen sportlichen Aktivitäten und die entsprechende therapeutische Anpassung dar. Viel problematischer ist das Einkalkulieren anderer körperlicher Aktivitäten wie Gartenarbeit, Stadtbummel, Kissenschlacht usw. Diese Aktivitäten werden nur selten als vermehrte Muskelarbeit angesehen und daher bei der BE-Zufuhr oder Insulindosierung nicht entsprechend einkalkuliert. Deshalb führen derartige Aktivitäten häufiger zu Hypoglykämien als „richtiger" Sport. Insofern sollte auch in diesen Situationen an Sport-BE bzw. eine Insulindosisreduktion gedacht werden.

Sport-Verbot bei Ketoazidose!

Bei einem Insulinmangel von mehr als 12 bis 24 Stunden ist ein anderes Vorgehen erforderlich. Wegen der in diesem Falle nachweisbaren Ketoazidose (Urinzucker: 5 %, Ketonkörper im Urin: +++) besteht ein gestörter Blutzuckerstoffwechsel

> *Prinzipiell können Diabetiker alle Sportarten im gewünschten Ausmaß betreiben, an denen sie Spaß haben. Natürlich gibt es risikoreichere Sportarten wie Tauchen oder Drachenfliegen, die im Falle einer Hypoglykämie ein großes Unfallrisiko bedeuten. Deshalb dürfen sie nur bei Einhalten notwendiger Sicherheitsmaßnahmen vorgenommen werden. Doch selbst Leistungssport und Berufssport ist bei Diabetes möglich.*

mit Glukosewerten meist über 300 mg/dl. Dann wird durch körperliche Aktivität sogar ein weiterer Blutzuckeranstieg erfolgen, weil zur Energieversorgung die Körpersubstanzen wie Eiweiß und Fett abgebaut werden und es dadurch zu einem weiteren Glukoseanstieg kommt. In solchen Fällen muss zunächst der absolute Insulinmangel durch eine angemessene Insulindosis behoben werden (siehe Kapitel 7).

Wichtige Elternfragen

Meine achtjährige Tochter kommt mittags zwei- bis dreimal pro Woche mit Blutzuckerwerten von 35 bis 50 mg/dl nach Hause, weil sie dann zum zweiten Frühstück ihr Brot nicht gegessen hat. Darf ich sie am Sportunterricht teilnehmen lassen?
Dies darf eigentlich kein Problem sein! Zunächst sollte nochmals ein Gespräch mit den Lehrern erfolgen, um das Essen in der Pause sicherzustellen. Für den Sport empfiehlt sich unter diesen Bedingungen die Dosisreduktion des morgendlichen Insulins, denn Sport-BE würde sie wahrscheinlich nicht essen.

Mein neunjähriger Sohn will im Verein Fußball spielen. Kann die Insulininjektion auf 16.30 Uhr vorgezogen werden, weil das Training zur Spritzzeit von 17.30 bis 18.30 Uhr angesetzt ist?
Ein solches Vorgehen ist möglich. Nach einer „normalen" Abendmahlzeit können wegen des Völlegefühls beim Sport jedoch Schwierigkeiten auftreten. Sinnvoller ist die abendliche Insulininjektion nach dem Training bei gleichzeitiger Dosisreduktion um etwa 15 bis 20 Prozent. Die BE der beiden Abendmahlzeiten können zusammen verzehrt werden, um nicht bis 21.00 Uhr warten zu müssen. Statt abends 4 BE + 1,5 BE um 18.00 und 20.00 Uhr erfolgt dann eine Mahlzeit mit 5,5 BE um 19.30 Uhr.

Meine elfjährige Tochter war nachmittags drei Stunden im Schwimmbad und hat nach Angaben der entsetzten Freundinnen eine Dose „normale" Cola getrunken und ein Vanille-Eis gegessen. Muss ich meiner Tochter diese Naschereien verbieten?
Bei abendlichen Blutzuckerwerten im Zielbereich hat Ihre Tochter diese 5 BE zusätzlich durchaus benötigt! Von den Zusatz-BE wirken 3 BE Limonade kurzfristig und 2 BE Eis langsam blutzuckersteigernd. Die Vermeidung einer Hypoglykämie hat aus Sicherheitsgründen im Schwimmbad höchste Priorität. Die oben angegebene „Therapieanpassung" ist zwar diätetisch nicht optimal, aber bei Jugendlichen sehr beliebt.

Was soll ich meinem 13-jährigen Sohn für die einwöchige Ski-Freizeit empfehlen?
Am ersten Tag sollte bei fehlenden Erfahrungen mit dem Skifahren die Insulindosis mindestens um 20 bis 30 Prozent reduziert werden. An den Folgetagen kann eine realistischere Dosisreduktion erfolgen. Wichtig ist jedoch, darauf hinzuweisen, dass der Junge die BZ-Messungen nicht vergessen darf! Diese Messungen müssen bei Raumtemperatur erfolgen, weil ansonsten falschniedrige Glukosekonzentrationen bestimmt werden.

Mit dem Diabetes leben

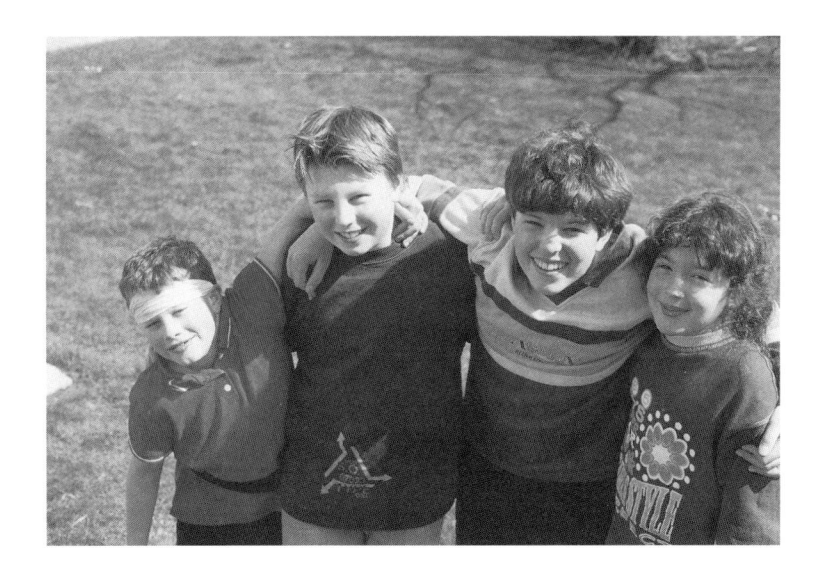

Trotz Diabetes sollten betroffene Kinder und Jugendliche möglichst normal leben und alle altersgemäßen Aktivitäten mitmachen.

Keine Außenseiterrolle!

Kinder mit Diabetes müssen möglichst „normal" leben und dürfen keine Sonderrolle einnehmen.

Kinder mit Diabetes leben aufgrund ihrer Erkrankung unter besonderen Bedingungen. Stoffwechselbstkontrollen, Insulintherapie und Essen reglementieren ihren Tag. Doch sie müssen trotzdem auch „normal" leben können, mit allen Regeln, Grenzen und Belastungen, die auch für gesunde Kinder gelten. Hobbys, sportliche Aktivitäten, Ausbildung und Beruf sollen durch den Diabetes keinen Einschränkungen unterliegen. Grundsätzlich zu vermeiden ist eine Überbehütung des Kindes oder Jugendlichen mit Diabetes. Das Kind will trotz Diabetes keine Außenseiterrolle einnehmen und darf auch nicht dazu gedrängt werden. Nur so wird eine regelrechte Entwicklung des Kindes oder Jugendlichen mit dem Ziel der vollständigen Integration in die Gesellschaft gewährleistet.

Im Kindergarten

Kinder mit Diabetes sollen wie alle anderen Kinder auch den Kindergarten besuchen können. Voraussetzung ist jedoch, dass die Erzieherinnen über den Diabetes informiert sind. Dabei muss betont werden, dass alle krankheitsbedingten Vorkommnisse durch wenige und einfache Einzelmaßnahmen erfolgreich beherrscht werden können.

Folgende Kenntnisse sind für die Erzieherinnen von Bedeutung:

Was Erzieherinnen wissen müssen

- Grundsätze der diabetesgerechten Ernährung,
- Notwendigkeit von zeitgebundenen Zwischenmahlzeiten,
- mögliches Auftreten von Hypoglykämien mit Aufklärung über die individuellen Symptome des Kindes und
- die Behandlung dieser Hypoglykämien mittels Gabe von rasch blutzuckersteigernden BE in Form von Traubenzucker, Säften oder Obst.

Wegen der manchmal fehlenden bewussten Wahrnehmung der Hypoglykämien müssen die Erzieherinnen auf die Anzeichen einer Unterzuckerung des Kindes achten.

Die Erzieherinnen müssen auch darüber informiert werden, dass bei körperlichen Aktivitäten wie Turnen oder Wanderungen zusätzliche BE zur Verhinderung von Hypoglykämien verabreicht werden müssen.

Merkblätter für Erzieherinnen mit den wesentlichen Informationen zum Diabetes sind in den pädiatrischen Diabetesambulanzen zu erhalten. Für eventuelle Notfälle müssen die Telefonnummern der Eltern, des Kinderarztes und des Diabeteszentrums vorliegen.

Der Kindergartenbesuch ist unbedingt empfehlenswert.

In der Schule

Auch für Kinder und Jugendliche mit Diabetes ist eine adäquate Schulausbildung, die sich an den individuellen Neigungen, Fähigkeiten und Interessen orientiert, von großer Bedeutung. Die schulischen Leistungen werden durch den Diabetes grundsätzlich nicht beeinträchtigt. Diabetesbedingte Schulschwierigkeiten können lediglich durch häufige und lang dauernde Klinikaufenthalte verursacht werden. Dies kann jedoch durch engmaschige, ambulante Langzeitbetreuung in einem pädiatrischen Diabeteszentrum oft vermieden werden. Sowohl ausgeprägte Blutzuckerschwankungen als auch Hypoglykämien können natürlich eine Leistungsminderung bedingen. Deshalb sollte eine Hypoglykämie bei Leistungstests vermieden werden.

Die Klassenkameraden sowie die Lehrkräfte, insbesondere die Sportlehrer, müssen wie die Erzieherinnen im Kindergarten über den Diabetes informiert werden. Im Schulalter übernimmt das Kind zunehmend selbstständig die Blutzuckerkontrollen

Lehrer und Mitschüler sollten die Anzeichen einer Hypoglykämie erkennen und richtig reagieren können.

und Insulininjektionen. Es nimmt auch meist die Hypoglykämien wahr und kann auf diese angemessen reagieren.

Trotzdem sollten die Lehrkräfte in den ersten Klassen der Grundschule gebeten werden, auf die Einnahme der mitgebrachten Frühstücke zu achten. Sowohl die Freunde in der Klasse als auch die Lehrkräfte müssen eine Hypoglykämie erkennen können, um die Einnahme von Hypoglykämie-BE sicherzustellen, falls das Kind die Situation falsch einschätzt. Auch Verhaltensauffälligkeiten und Wesensveränderungen als Ausdruck einer Unterzuckerung sollten bekannt sein.

Zur Integration des Kindes oder Jugendlichen mit Diabetes bietet sich im Fach Biologie eine Unterrichtsreihe mit dem Thema Diabetes an, um ein besseres Verständnis bei den Mitschülern zu erreichen. Eine Außenseiterposition kann fast immer verhindert werden. Wie bereits im Kindergarten sind auch die Schüler mit Diabetes in der Regel vollständig in die Klasse integriert. Nur selten besteht bei mangelhafter Akzeptanz der Erkrankung eine Hemmschwelle, über den Diabetes zu reden. Dies kann natürlich zum Außenseiterdasein führen, weil das Verhalten des Kindes vor allem in einer Hypoglykämie den Mitschülern unverständlich erscheint.

Zur Information der Lehrkräfte eignen sich die Merkblätter der Diabetikerorganisationen, Merkblätter der pädiatrischen Diabeteszentren und die Erlasse der Kulturministerien der Bundesländer.

Die Ganztagsbetreuung

Bei einer Berufstätigkeit der Eltern kann sich die Notwendigkeit ergeben, dass das Kind nach der Schule in einem Hort betreut werden muss. Dort nimmt es das Mittagessen ein und erledigt die Hausaufgaben. Wie in einem Ganztagskindergarten müssen die Betreuerinnen im Hort im Vergleich zu Erzieherinnen und Lehrkräften weitergehende Kenntnisse zum Diabetes haben. Sie sollten sich deshalb im behandelnden Zentrum schulen lassen und die Diätetik, Blutzuckerkontrollen und eventuelle notwendige Insulininjektionen mit Dosisanpassung beherrschen.

Ferien und Wochenenden

An den Wochenenden und in den Ferien bevorzugen zumindest ältere Kinder und Jugendliche einen anderen Tagesrhythmus. Sie möchten gern länger schlafen, was bis etwa 8.00 Uhr oder 8.30 Uhr meist möglich ist. Abhängig ist dies vom morgendlichen Blutzucker, der nicht im hyperglykämischen Bereich liegen sollte. Beeinflussbar ist der morgendliche Blutzucker durch eine um etwa ein bis zwei Stunden später vorgenommene Injektion des Verzögerungsinsulins am Vorabend. Bei der konventionellen Therapie (CT) muss gegebenenfalls eine „geteilte Abendspritze" für diese Tage erfolgen (siehe Seite 72f.). Ein häufiger Fehler besteht in der Erhöhung der abendlichen Verzögerungsinsulindosis, um den morgendlichen Blutzucker zu verbessern. Eine solche „Dosisanpassung" erhöht das Risiko für nächtliche Hypoglykämien. Bei Verwendung der heute eingesetzten Verzögerungsinsuline ist ein Ausschlafen bis zum späten Vormittag nicht anzuraten, weil dann teils extrem hyperglykämische Blutzuckerwerte auftreten. Jugendliche nehmen dies aber billigend in Kauf.

Das spätere Aufstehen bedeutet auch, dass die BE-Menge der drei Frühstücke aus zeitlichen Gründen auf zwei Mahlzeiten verteilt werden muss. Häufig ist besonders am Wochenende ein ruhigerer Tagesablauf zu erwarten. Dann muss entweder die Insulindosis erhöht oder die Gesamt-BE-Zahl reduziert werden.

Jugendliche möchten am Wochenende gern ausschlafen. Dies erfordert eine genaue Therapieanpassung.

Feste und Feierlichkeiten

Bei Festen steht oft das Essen im Mittelpunkt. Darauf muss entsprechend reagiert werden.

Festlichkeiten wie Geburtstage, Familienfeste oder Weihnachten haben für Kinder eine große Bedeutung; dies zeigt sich bereits tagelang vorher in ihrer Vorfreude. Für die Eltern von Kindern mit Diabetes stellen diese Feste eine ganz besondere Herausforderung dar, weil bei solchen Anlässen das Essen eine zentrale Rolle spielt. Mittagessen, Kaffeetrinken und Abendessen laufen nicht wie gewohnt ab, oft wird sogar im Restaurant gegessen.

Damit auch das Kind mit Diabetes an einem Festessen teilnehmen kann, müssen einige Punkte vorher berücksichtigt werden. Bei einem festlichen Mittagessen kann gegebenenfalls die BE-Menge mittags um die Kaffeemahlzeit-BE erhöht werden, die dann natürlich ausfallen muss. Es ist aber darauf zu achten, dass der Zeitpunkt des Mittagessens nicht beliebig ist! Findet das Mittagessen sehr viel später als üblich statt, muss gegebenenfalls noch eine zusätzliche BE eingeschoben werden, um einer Hypoglykämie vorzubeugen.

Das Mittagessen

Das Abendessen

Entsprechend wird bei einem festlichen Abendessen im Restaurant oder zu Hause verfahren: Dabei wird mit den BE der beiden Abendmahlzeiten variiert. Der Zeitpunkt der Mahlzeit ist jedoch in gewissen Grenzen variabel, weil abends in jedem Fall Insulin erneut injiziert wird. Der geeignete Zeitrahmen liegt zwischen 18.00 und 20.00 Uhr.

Ein Beispiel

Beim vierjährigen Daniel könnte anlässlich der Konfirmationsfeier des älteren Bruders folgendermaßen vorgegangen werden:

Üblicher Therapieplan

	1. Frühstück	2. Frühstück	3. Frühstück	Mittagessen	Kaffee	Abendessen	Spätmahlz.
Uhrzeit	8.00	10.00	11.30	12.15	14.30	18.00	20.00
BE	3	2	0	3	1	3	1,5

Feste und Feierlichkeiten

Uhrzeit	1. Frühstück	2. Frühstück	3. Frühstück	Mittagessen	Kaffee	Abendessen	Spätmahlz.
	8.00	10.00	11.30	13.15	14.30	19.00	21.00
BE	3	2	1	3	0	4	0,5

Geänderter Therapieplan

Ein anderes Problem stellt die Kaffeemahlzeit dar, die grundsätzlich nicht bei der morgendlichen Insulininjektion eingeplant werden kann. Insofern müssen Eltern und Kinder nachmittags entscheiden, ob sie für diese Mahlzeit eine weitere Insulininjektion vornehmen wollen. Die Entscheidung, nachmittags zusätzliche BE einzunehmen, verbunden mit einer erneuten Insulininjektion, wird bereits von Kleinkindern klar getroffen.

Die Kaffemahlzeit

Bewährt hat sich in diesen Fällen die Gabe von Lispro-Insulin, weil sich dabei einerseits ein Spritz-Ess-Abstand erübrigt und es andererseits die abendliche Insulindosierung erleichtert. Die Lispro-Wirkung endet nach etwa zwei Stunden, sodass bei der abends üblichen Insulingabe keine Wechselwirkungen zu befürchten sind. Wird hingegen nachmittags für die Kaffeemahlzeit Normalinsulin eingesetzt, muss bei der abendlichen Dosierung die noch anhaltende Wirkung berücksichtigt werden.

Zur Dosierung können nur grobe Richtwerte angeführt werden:
- *Kleinkinder* benötigen ca. 0,5 bis 1,0 I.E. Insulin pro Nachmittags-BE,
- *Schulkinder* ca. 1,0 bis 2,0 I.E. pro Nachmittags-BE.

Diese Empfehlungen sollten zunächst in der niedrigsten Dosierung ausprobiert werden. Aufgrund der Erfahrungen ergibt sich dann der individuelle Insulinbedarf des Kindes.

Zu berücksichtigen ist aber gleichzeitig, dass Kinder bei Feierlichkeiten oft viel herumtoben und daher nachmittags auch Sport-BE notwendig werden können.

Wenn Jugendliche auf Partys gehen

Wenn Jugendliche mit Diabetes Partys oder Feten feiern, sind drei Punkte zu berücksichtigen:

Jugendliche mit Diabetes müssen sich auf Feten sehr verantwortungsbewusst verhalten.

1. Der übliche Tagesrhythmus ändert sich in solchen Situationen. Die Jugendlichen gehen sehr viel später schlafen und wollen am nächsten Morgen ausschlafen. Deshalb empfiehlt sich, das Abendessen so spät wie möglich einzunehmen und ausschließlich mit kurz wirksamem Insulin abzudecken. Nur so kann ein Insulinmangel in den späten Abendstunden verhindert werden, weil das nächtliche Verzögerungsinsulin erst gegen Mitternacht injiziert wird.
2. Jugendliche trinken auf Feten meist alkoholische Getränke und müssen insofern über das Hypoglykämierisiko durch Alkohol aufgeklärt sein (siehe Seite 46).
3. Wenn auf Partys oder in der Diskothek viel getanzt wird, müssen Jugendliche mit Diabetes dafür eventuell Sport-BE einplanen. Diese BE können gut in Form von Limonade zugeführt werden.

Ausflüge und Wanderfahrten

Grundsätzlich ist die Teilnahme an Ausflügen und Wanderfahrten aus pädagogischen und sozialen Gründen besonders für Kinder mit Diabetes notwendig und sinnvoll. Nur im Zweifelsfall sollte ein Elternteil wegen der Diabetestherapie als Begleitperson teilnehmen. Wünschenswert ist jedoch eine Mitbetreuung und Kontrolle durch aufgeklärte Lehrkräfte oder Betreuer. Eine „selbstständige" Diabetestherapie des Kindes ist dann nach telefonischer Absprache der Insulindosierung mit den Eltern möglich. Verständlich sind natürlich die Ängste der Eltern vor diabetesbedingten zusätzlichen Problemen,

Ausflüge und Wanderfahrten

weil ihre Kinder häufig zum ersten Mal weitgehend auf sich gestellt sind. Erfahrungsgemäß werden Kinder in der Altersgruppe der Acht- bis Zehnjährigen jedoch eher unterschätzt und kommen in solchen Situationen erstaunlich gut zurecht. Eine Teilnahme an Ausflügen, Klassenfahrten und Vereinsfreizeiten ohne Begleitung der Eltern stärkt das Selbstbewusstsein des Kindes, erhöht die Akzeptanz der Erkrankung und fördert seine soziale Integration. Bei Nichtteilnahme wird das Kind in eine Außenseiterrolle gedrängt und seine psychosoziale Entwicklung kann beeinträchtigt werden. Prinzipiell ist eine Vermeidung schwerer Hypoglykämien oder einer ketoazidotischen Entgleisung bei solchen Aktivitäten wichtiger als eine optimale Blutzuckereinstellung. Es handelt sich schließlich nur um wenige Tage.

Kinder mit Diabetes sollten unbedingt – möglichst ohne Eltern – an Klassenfahrten teilnehmen.

Der achtjährige Max ist normalerweise sehr ausgeglichen und bei seinen Klassenkameraden beliebt. Sein Diabetes wird mit einer konventionellen Insulintherapie behandelt. Er bekommt folgende Insulindosierung:
- *morgens um 7.00 Uhr: 5 I.E. Normal- + 11 I.E. NPH-Insulin,*
- *abends um 18.00 Uhr: 4 I.E. Normal- + 5 I.E. NPH-Insulin.*

	1. Frühstück	2. Frühstück	3. Frühstück	Mittagessen	Kaffee	Abendessen	Spätmahlz.
Uhrzeit	7.30	9.30	11.30	13.00	15.00	18.30	20.30
BE	3	2	2	4	1	4	2

Am Morgen des Wandertages hat Max die übliche Insulindosis erhalten. Doch um 11.45 Uhr fällt er bei der vierstündigen Wanderung durch aggressives Verhalten auf. Außerdem stolpert er beim Laufen über die eigenen Füße und wirkt sehr blass. Als die Lehrerin nachfragt, antwortet er, dass es ihm gut gehe. Als er sich weigert weiterzugehen, bietet ihm die Lehrerin ein Tetra-

pak Apfelsaft an, weil sie eine Unterzuckerung vermutet. Max lehnt es aber ab, den Saft zu trinken, schlägt ihn der Lehrerin aus der Hand und tritt um sich. Sein bester Freund kommt hinzu, nimmt Traubenzucker aus Max' Jackentasche und redet auf ihn ein, bis er schließlich bereit ist, zwei Stückchen Traubenzucker (Dextro-energen) einzunehmen. Drei Minuten später ist Max wieder ausgeglichen, verhält sich völlig unauffällig, kann sich aber an nichts erinnern. Anschließend nimmt er die 2 BE des dritten Frühstücks ein. Nach dieser Hypoglykämie kann die Wanderung ohne Probleme fortgesetzt werden.

Normalerweise bemerkt Max seine Unterzuckerungen bei einem Blutzucker von etwa 45 bis 50 mg/dl recht sicher, heute war er aber wegen des Wandertages aufgeregt und hat sie deshalb nicht wahrgenommen.

Bei Wandertagen, Radwanderungen oder Tagesausflügen muss bei Kindern mit Diabetes berücksichtigt werden, dass im Vergleich zu den Unterrichtstagen vermehrte körperliche Bewegung zu erwarten ist. Deshalb sollten einige Maßnahmen getroffen werden, um Probleme wie *Unterzuckerungen oder massive Überzuckerungen* zu vermeiden.

In Kapitel 8 wurde auf den *Insulin sparenden* Effekt und das Hypoglykämierisiko durch Bewegung und Sport hingewiesen. Deshalb muss an Tagen, an denen das Kind vermehrt aktiv ist, eine Therapieanpassung durchgeführt werden.

Bei Max wurden einige wichtige Maßnahmen getroffen, um seine *risikoarme* Teilnahme am Wandertag sicherzustellen:
- Die Lehrerin ist über den Diabetes von Max informiert, kennt die Anzeichen der Unterzuckerung und hat selbst Fruchtsaft als Hypoglykämie-BE bei sich.
- Auch Max' Freund weiß Bescheid über den Diabetes und die Unterzuckerungssymptomatik und weiß, wo Max seinen Traubenzucker aufbewahrt.

- Zusätzlich zu den planmäßigen BE sind ausreichende Mengen an Zusatz-BE vorhanden.

Andererseits ist jedoch nicht gewährleistet, dass die Mahlzeiten, wie hier das dritte Frühstück, pünktlich eingenommen werden. Eine Armbanduhr (z. B. Casio Telememo), die täglich zu mehreren vorgewählten Zeitpunkten Alarm gibt, könnte Max an das Essen erinnern. Eine weitere Minderung des Hypoglykämie-Risikos hätten die Eltern durch folgende Therapieanpassungen erreichen können:

- Bei der vierstündigen Wanderung wären etwa 3 BE zusätzlich im Sinne der Sport-BE notwendig gewesen. Diese hätten über den Vormittag verteilt zu jedem Frühstück als eine zusätzliche BE gegeben werden müssen. Solch große Mahlzeiten vermögen aber nicht alle Kinder einzunehmen.
- Alternativ ist eine Insulindosisreduktion sinnvoller. Eine vierstündige Wanderung erfordert eine etwa 10- bis 20-prozentige Dosisreduktion des Insulins.

Hätten die Eltern morgens um 7.00 Uhr 4 (statt 5) I.E. Normalinsulin + 8 (statt 11) I.E. NPH-Insulin injiziert, wäre bei Max eine Insulinreduktion von etwa 20 Prozent erfolgt. Dadurch wäre sein Hypoglykämie-Risiko tagsüber deutlich vermindert worden.

Bei einer *ganztägigen Wanderung* sollte die morgendliche NPH-Insulindosis sogar um 30 bis 40 Prozent gekürzt werden. In diesem Fall ist auch abends nach der Wanderung eine etwa 15-prozentige Insulindosisreduktion notwendig, um eine abendliche oder nächtliche Hypoglykämie zu vermeiden. Im Beispiel von Max wäre abends die folgende Insulindosierung angebracht: 3,5 (statt 4) I.E. Normal-Insulin + 4,0 (statt 5) I.E. NPH-Insulin.

Mehrtägige Freizeiten

Ohne Begleitung der Eltern können Kinder erst nach erfolgreicher Schulung und bei selbstständiger Therapiedurchführung an mehrtägigen Klassenfahrten oder Vereinsfreizeiten teilnehmen. Dies ist frühestens in der Altersgruppe ab dem dritten Schuljahr möglich. Für solche Fahrten kann das gleiche Vorgehen wie bei ganztägigen Wanderungen empfohlen werden. Kinder ohne Erfahrungen in der Therapieanpassung sollten telefonisch die morgendliche und abendliche Insulindosis mit ihren Eltern jeweils absprechen.

Ältere Kinder oder Jugendliche führen meist eine intensiviertere Insulintherapie (MCT oder ICT) durch und können dadurch ihre Insulindosis gezielter anpassen. Je nach Zeitpunkt der geplanten Aktivität reduzieren sie das Insulin in dem Ausmaß wie in Kapitel 8 vorgeschlagen.

Diese Beispiele können natürlich nur als exemplarische Richtwerte gelten. Die Eltern beziehungsweise Jugendlichen müssen anhand solcher Richtlinien ihre eigenen Erfahrungen machen und diese ihren individuellen Bedürfnissen entsprechend anpassen. Das setzt eine gute Dokumentation der Insulindosis, der BE-Zufuhr und der Intensität und Dauer der körperlichen Aktivität voraus. So kann später in ähnlichen Situationen eine optimierte Therapieanpassung geplant werden.

Was ist für Wandertage zu beachten?

- *Mitnehmen der üblichen Mahlzeiten*
- *Mitnehmen von Sport-BE beziehungsweise Zusatz-BE*
- *Ausreichend Hypoglykämie-BE (Säfte oder Traubenzucker)*
- *Insulindosisreduktion*
- *Information der Begleitpersonen/Freundinnen/Freunde über den Diabetes auffrischen*
- *Sicherstellen der Essenszeiten*

Erhöhte Blutzuckerwerte bei Ausflügen
Bei Ausflügen kann es aber auch zu deutlich erhöhten Blutzuckerwerten kommen. Dies wird durch eine zu großzügige Insulinreduktion oder die übermäßige BE-Einnahme verursacht. Schulkinder neigen oft dazu, grundsätzlich alle mitgegebenen BE inklusive der Sport-BE zu verzehren, auch wenn das Ausmaß der körperlichen Aktivität geringer als erwartet ausfällt. Dies ist durch ihre unzureichende Fähigkeit, den BE-Bedarf einzuschätzen, bedingt. Außerdem werden die mitgenommenen Lebensmittel und Süßigkeiten gerne zwischen Freunden ausgetauscht. Eine so verursachte Hyperglykämie sollte baldmöglichst nach der individuellen Korrekturregel mit einer zusätzlichen Insulindosis korrigiert werden. Kurzfristige Hyperglykämien von nur wenigen Stunden führen nicht zu einer problematischen Ketoazidose und können deshalb in diesen Ausnahmesituationen in Kauf genommen werden.

Erkrankungen

Fieberhafte Infekte und Magen-Darm-Infekte treten besonders häufig bei Kindern im Kindergartenalter auf. Krankheiten bei Diabetes sind deshalb von Bedeutung, weil sie zu Blutzuckerproblemen führen können.

Fieberhafte Infekte
Als Anzeichen eines beginnenden Infektes werden häufig zwei bis drei Tage vor Fieberbeginn unverständlich hohe Blutzuckerwerte gemessen. Diese werden mit dem Auftreten der Infektzeichen und des Fiebers erklärbar. Bei fieberhaften Infekten mit Fieber über 38,5 bis 39,0° C, z. B. bei Infekten im Nasen-Rachen-Raum mit Halsschmerzen, haben Kinder nur selten Appetit und verweigern häufig das Essen. Bei Nah-

Bei fieberhaften Infekten muss eine sorgfältige Insulinanpassung erfolgen.

rungsverweigerung ist es jedoch falsch, überhaupt kein Insulin zu spritzen! Ein solches Vorgehen führt unweigerlich zu schwerer Hyperglykämie und Ketoazidose (5 % Urinzucker, Ketonkörper im Urin +++).

Wegen des Infektes besteht eine Stoffwechsellage mit verminderter Insulinwirksamkeit und erhöhten Blutzuckerwerten. Dieser Effekt wird durch fehlende körperliche Aktivität bei Bettruhe verstärkt. Sogar bei einer Verweigerung des Essens benötigt das Kind meist die sonst übliche Insulindosierung, um eine hyperglykämische Stoffwechselentgleisung zu vermeiden. Hat das Kind trotz Infekt und Fieber noch Appetit und nimmt zumindest einige BE am Tag zu sich, muss zur Aufrechterhaltung guter Blutzuckerwerte die Insulindosis bei einer Erkrankung sogar um 20 bis 50 Prozent gesteigert werden. Die *Dosis des Insulins* sollte in solchen Fällen *um täglich 10 bis 20 Prozent erhöht werden*.

Wegen des Fiebers ist eine erhöhte Flüssigkeitszufuhr angezeigt; gleichzeitig dient das vermehrte Trinken in diesen Fällen auch der Blutzuckersenkung durch die vermehrte Urinzuckerausscheidung. Bei allen Erkrankungen sollte der Urin auf die häufig nachweisbaren Ketonkörper überprüft werden. Bei Ketonkörpernachweis besteht eine geringere Insulinwirkung, die eventuell eine weitere Insulindosiserhöhung erfordert (siehe Kapitel 7).

Meist erfolgt die Insulindosiserhöhung zu vorsichtig, weil die Eltern befürchten, dass der Appetit des Kindes nicht anhält. Dabei ist es kaum jemals ein Problem, bei niedrigen Blutzuckerwerten zumindest BE-haltige Getränke zu geben, wie zuckerhaltigen Tee, Limonade oder Fruchtsäfte. Meist wird erst mit Abklingen des Infektes, bei Virusinfekten meist nach einer Woche, wieder ein gutes Blutzuckerniveau erreicht. Mit Infektende muss die Insulindosis wieder auf die ursprüngliche Dosis reduziert werden.

Erkrankungen

Erbrechen oder Durchfall

Brech-Durchfälle treten meist ganz plötzlich auf. Die Eltern befürchten dann wegen der Wirkung des bereits injizierten Insulins das Auftreten von Hypoglykämien. Um richtig reagieren zu können, muss jedoch grundsätzlich zwischen fieberhaften und fieberfreien Magen-Darm-Infekten unterschieden werden.

Die Ernährung sollte aus der üblichen Durchfall-Diät bestehen: geriebener Apfel, Banane, Karottengemüse, Haferschleim, Zwieback, Weißbrot, Salzstangen. Wichtig ist vor allem der Verzicht auf fetthaltige Lebensmittel. Auf eine ausreichende Flüssigkeitszufuhr ist zu achten; sie muss die Verluste durch Erbrechen und Durchfall zusätzlich ausgleichen, weil sonst die Gefahr der Austrocknung besteht. Empfehlenswert sind Getränke wie dünner schwarzer Tee mit Zucker. Im Zweifelsfall trinken alle Kinder gern Limonaden wie Cola oder Kinder-Cola, die als „10-prozentiges Zuckerwasser" (100 ml = 1 BE) Kalorien und Flüssigkeit liefern. Diese können zimmerwarm, etwas abgestanden und somit kohlensäurearm gegeben werden.

Bei fieberfreien Magen-Darm-Infekten muss die Insulindosis deutlich reduziert werden. Solange das Kind keine BE zu sich nimmt, ist es deutlich hypoglykämiegefährdet. Nach bereits erfolgter Insulininjektion kommt es zu niedrigen oder sogar hypoglykämischen Blutzuckerwerten. Im Falle der Hypoglykämie muss alles daran gesetzt werden, die erforderlichen BE zuzuführen. Die BE können aus Tee mit Traubenzucker oder Haushaltszucker oder Cola-Getränken, Limonade, Eis, Süßigkeiten usw. bestehen. In dieser Ausnahmesituation hat die BE-Gabe – unabhängig von der Qualität – höhere Priorität als eine gesunde Ernährung.

Fieberfreie Magen-Darm-Infekte

Bei der nächsten anstehenden Insulingabe muss die Dosis des Insulins zumindest auf den Nüchterninsulinbedarf (siehe Seite 75f.) reduziert werden. Im Zweifelsfall sollte bei niedrigem Blutzuckerniveau (wenn der Blutzucker seit Stunden zwischen 50 und 70 mg/dl liegt) sogar deutlich weniger Insulin injiziert werden. Häufig ist dann eine Dosis von *nur 0,1 I.E. NPH-Insulin pro Kilogramm Körpergewicht für zwölf Stunden ohne Normalinsulin* ausreichend. Wenn das Erbrechen aufhört, beginnen die Kinder entweder wieder nach BE-Plan zu essen oder die BE-Zufuhr wird wegen Bauchschmerzen noch abgelehnt. Entsprechend muss die Insulindosis wieder vorsichtig erhöht werden. Dabei gilt aus Sicherheitsgründen der Grundsatz, dass die *Vermeidung von Hypoglykämien wichtiger ist als optimale Blutzuckerwerte.* Diese können nach der Genesung wieder angestrebt werden.

Fieberhafte Magen-Darm-Infekte

Bei fieberhaften Magen-Darm-Infekten wird die Planung der Insulindosis durch das Fieber zusätzlich erschwert. Die angeführte, sehr vorsichtige Insulindosierung erübrigt sich meist wegen der fieberbedingten verminderten Wirksamkeit des Insulins.

Impfempfehlungen

Kinder mit Diabetes sollten genauso geimpft werden wie jedes andere Kind.

Die allgemeinen Impfempfehlungen gelten für Kinder und Jugendliche mit Diabetes genauso wie für alle anderen Kinder.

Gering blutzuckersteigernd wirken gelegentlich die so genannten „Aktiv-Impfungen" wie die Grippe-, Masern-, Mumps- und Röteln-Impfung. Bei diesen Impfstoffen handelt es sich um abgeschwächte Erreger, die eine minimale Infektion und dadurch die Immunisierung bewirken. Als Folge kommt es selten zu leicht erhöhter Körpertemperatur und zu erhöhten Blutzuckerwerten. In diesen Situationen kann die Insulindosierung vorübergehend für wenige Tage um ca. zehn Prozent der Dosis leicht erhöht werden.

Eine Grippe-Impfung dient nur der Verhinderung der so genannten „asiatischen Grippe", auch Influenza genannt. Diese

Influenza-Impfung hilft deshalb auch nicht gegen die sehr zahlreichen Erreger der Virus-bedingten grippalen Infekte. Eine Grippe-Impfung wird für die „Risikobevölkerung" empfohlen, dazu zählen auch die Diabetiker. Bei erst kurzzeitig bestehendem Diabetes oder nahezu optimaler Stoffwechseleinstellung muss jedoch nicht unbedingt gegen Influenza geimpft werden.

Wichtige Elternfragen

Meine 13-jährige Tochter hat morgens entweder Blutzucker um 60 oder 350 mg/dl. Sie spritzt zur Nacht immer die übliche Insulindosis von 8 I.E. Verzögerungsinsulin und darf unter Aufsicht nur sehr vorsichtig nach der 100er Regel korrigieren. Bei nächtlichen Blutzuckermessungen um 3.00 Uhr habe ich häufiger auch extreme Blutzuckerschwankungen gemessen mit Werten zwischen 30 und 280 mg/dl.
Eine solche Beobachtung lässt nicht auf ein prinzipielles Problem der Insulindosierung schließen. Auszuschließen ist zunächst einmal ein unterschiedlicher Insulinbedarf nach größeren sportlichen Aktivitäten, vor allem sollte aber an eine „heimliche" zusätzliche Insulingabe im Zusammenhang mit Naschen gedacht werden. Derartige Phasen von teils extremem Süßigkeitennaschen mit anschließender überschießender Insulinkorrektur erfolgen meist „heimlich" und sind in dieser Altersgruppe ein wiederholt beobachtetes Phänomen, meist mit deutlicher Gewichtszunahme verbunden.

Meine vierjährige Tochter hat heute Scharlach mit 40° C Fieber und Halsschmerzen, aber bereits seit drei Tagen trotz Korrektur einen Blutzucker über 250 mg/dl. Wie ist das zu erklären?
Die Hyperglykämie ist durch die Inkubationszeit bedingt, die den Zeitraum der Übertragung der Erreger bis zum Ausbruch

der Krankheit bezeichnet. In dieser Zeit läuft die Infektion bereits im Körper ab und verursacht einen erhöhten Insulinbedarf.

Wie soll ich bei der Geburtstagsfeier meines elfjährigen Sohnes, bei der nach dem Kaffee ein zweistündiges Bowling geplant ist, mittags das Insulin bei MCT dosieren?
Bowling kann als Sportart ohne größere körperliche Belastung angesehen werden. Es empfiehlt sich deshalb, für die zwei Stunden nur 1 Sport-BE einzuplanen. Wenn Ihr Sohn zum Kaffeetrinken jedoch 3 BE mehr als üblich zu sich nehmen will, muss die Insulindosis mittags für nur 2 BE erhöht werden, weil die 3. BE gleichzeitig als Sport-BE dient.

Unser 15-jähriger Sohn hat abends häufig BZ über 400 mg/dl, teilweise sogar im nicht mehr messbaren Bereich. An diesen Tagen hatte er nachmittags in der Schule Sport und war anschließend mit Freunden unterwegs. Handelt es sich hier um eine Gegenregulation?
Solche extremen BZ-Werte sind fast immer durch Naschen oder zu viele Sport-BE verursacht, alternativ durch Auslassen der Insulininjektion mittags. Hypoglykämien sollten in diesem Alter sicher wahrgenommen werden; deshalb können ohne berichtete Hypoglykämie-Symptomatik Gegenregulationen ausgeschlossen werden. Ein grundsätzliches Gespräch über „Fressattacken" ist hier angezeigt.

Folgeerkrankungen des Diabetes

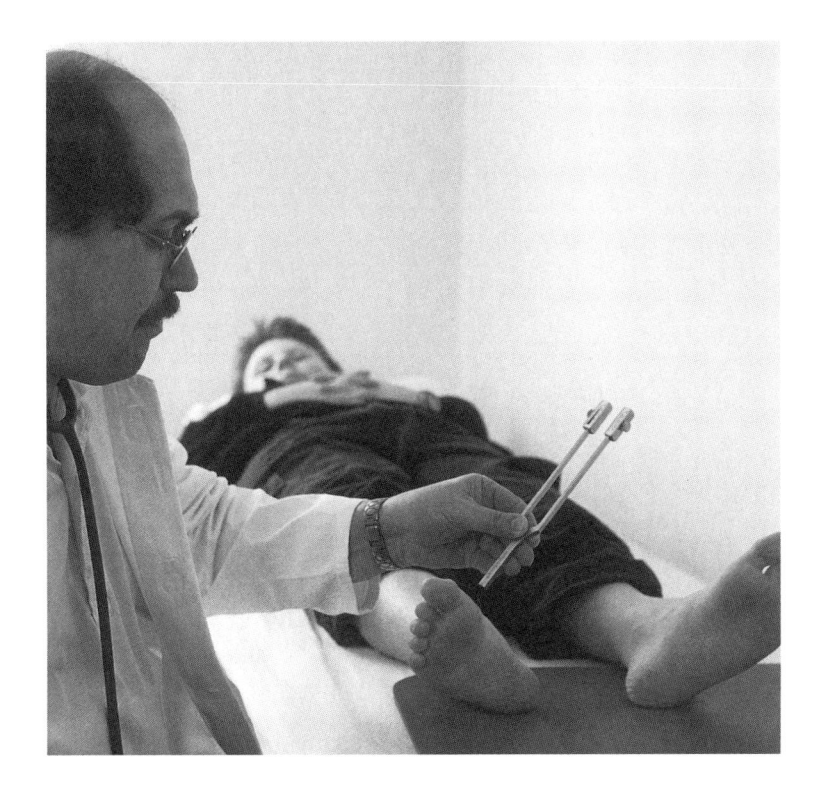

Die Folgeerkrankungen des Diabetes sind besonders gefürchtet. Durch eine optimale Therapie und regelmäßige Untersuchungen kann ihnen am besten vorgebeugt werden.

Folgeerkrankungen des Diabetes

Welche Langzeitprobleme können entstehen?

Zentrales Ziel jeder Diabetesbehandlung ist die weitgehende Verhinderung von Augen-, Nieren- und Nervenerkrankungen.

Neben den akuten Komplikationen wie Hypoglykämie oder Ketoazidose gilt die Hauptsorge der Eltern den Folgeerkrankungen des Diabetes. Diese können als Schädigung der Netzhaut des Auges, als Funktionseinschränkung der Nieren oder als Nervenerkrankung, die sich vor allem an den Füßen zeigt, auftreten. Diese Folgeerkrankungen des Diabetes können erst nach langjähriger Diabetesdauer auftreten. Trotzdem sollten auch Kinder und Jugendliche regelmäßig auf Folgeerkrankungen untersucht werden (siehe auch Kapitel 11). Ziel jeder Diabetestherapie ist die Vermeidung oder zumindest Verzögerung des Auftretens dieser Erkrankungen. Deshalb müssen bereits die Eltern von Kindern und Jugendlichen mit Diabetes über mögliche Folgeerkrankungen in Grundzügen informiert sein.

Wie entstehen Folgeerkrankungen?

Durch große Langzeitstudien wurde bewiesen, dass diabetische Folgeerkrankungen durch erhöhte Blutzuckerkonzentrationen und erhöhte Blutdruckwerte verursacht werden. Diese führen zu Gefäßschädigungen, die je nach Größe der betroffenen Gefäße in Mikro- oder Makroangiopathie eingeteilt werden. Während die Schädigung der kleinsten Gefäße und Kapillaren (Mikroangiopathie) hauptsächlich Augen-, Nieren- und Nervenerkrankungen verursachen, ist eine Schädigung der großen Blutgefäße mit einer Arterienverkalkung (Arteriosklerose, Makroangiopathie) gleichzusetzen. Im Kindes- und Jugendalter werden Folgeerkrankungen nur selten beobachtet. Meist werden diese Erkrankungen erst nach zehn- bis 20-jähriger Diabetesdauer diagnostiziert.

Wie kann man vorbeugen?

Das Ziel der modernen Diabetestherapie besteht darin, durch eine verbesserte Stoffwechseleinstellung Folgeerkrankungen vorzubeugen. Alle großen Langzeitstudien haben eine Verminderung oder zumindest Verzögerung des Auftretens dieser Folgeerkrankungen bei einer besseren Stoffwechseleinstellung ergeben. Zur Prophylaxe muss das Ziel deshalb lauten, die Blutzuckerkonzentrationen nahezu im Normalbereich zu halten.

Eine gute Stoffwechseleinstellung vermindert das Risiko für Folgeerkrankungen.

Bereits 1989 wurden deshalb von der *St. Vincent-Deklaration* der Welt-Gesundheits-Organisation (WHO) und der Internationalen Diabetes-Förderation (IDF) folgende Forderungen als 5-Jahres-Ziele für Europa aufgestellt, um die Situation von Diabetikern grundlegend zu verbessern:

- *Reduktion der diabetesbedingten Amputationen um mehr als 50 %,*
- *Neuerblindungen aufgrund von Diabetes um mehr als 30 %,*
- *Reduktion diabetesbedingten Nierenversagens um mehr als 30 %,*
- *erhebliche Reduktion von Gefäßerkrankungen und*
- *normaler Schwangerschaftsverlauf bei Diabetikerinnen.*

Diese Ziele konnten jedoch bis heute wegen mangelhafter gesundheitspolitischer Kooperation aller Verantwortlichen nicht erreicht werden.

Diabetische Retinopathie

Die diabetesbedingten Veränderungen am Auge sind spezifisch für den Diabetes und betreffen vor allem Netzhaut und Linse. Die Patienten können diese beginnenden Augenveränderungen nicht selbst bemerken.

Linsentrübung

An der Linse kann eine Linsentrübung, ein „grauer Star", auftreten. Zur Früherkennung muss der Augenarzt eine so genannte Spaltlampenuntersuchung vornehmen.

*Netzhaut-
veränderungen*

Bedeutsamer sind aber die Netzhautveränderungen an den kleinsten Gefäßen, die diabetische Retinopathie. Zur Diagnostik wird eine Untersuchung des Augenhintergrundes bei medikamentös erweiterter Pupille verlangt. Die Maßnahme sollte in den ersten fünf Jahren nach der Diabetesmanifestation einmal jährlich, anschließend halbjährlich, erfolgen.

*Stadien der
Retinopathie*

Die Befunde werden vom Augenarzt in verschiedene Stadien eingeteilt:
- Stadium I: kleinste Gefäßerweiterungen und -aussackungen (Mikroaneurysmen),
- Stadium II: zusätzliche kleine Blutungen,
- Stadium III: Neubildungen von Netzhautgefäßen und Glaskörperblutungen.

Die Therapie

Therapeutisch steht die gute Stoffwechseleinstellung im Vordergrund. Positive Effekte verschiedener Medikamente sind bisher nicht sicher nachgewiesen worden. Ab dem Retinopathie-Stadium II ist eine frühzeitige Laserbehandlung die Behandlungsmöglichkeit der Wahl. Hierbei handelt es sich um eine „Verödung" der Netzhautveränderungen durch einen Laserstrahl. Dies ist ein Lichtstrahl hoher Energie, der die meisten Gefäßveränderungen durch „Punktschweißen" behebt. Große, flächenhafte Gefäßneubildungen sind mittels Laser nicht mehr behandelbar.

Diabetische Nephropathie

Bei dieser Erkrankung treten spezifische Veränderungen der kleinsten Gefäße der Nieren auf. Die Lebenserwartung der Diabetiker hängt wesentlich von diesen Nierenveränderungen ab. Über 50 Prozent aller Dialyse-Patienten in Deutschland müssen sich heutzutage dieser „Blutwäsche" wegen eines diabetesbedingten Nierenversagens unterziehen. In der pädiatrischen Diabetologie werden nur die Anfangsstadien einer diabetischen Nephropathie beobachtet.

Im Frühstadium sind kleinste Spuren Eiweiß im Urin nachweisbar, dies wird als Mikroalbuminurie bezeichnet. Die Untersuchung auf eine Mikroalbuminurie sollte bei Kindern und Jugendlichen mindestens einmal pro Jahr durchgeführt werden. Die Eiweißausscheidung im Urin wird im Spontanurin und bei auffälligem Befund im nächtlichen Sammelurin exakt laborchemisch gemessen. Als Normalwerte gelten Eiweißausscheidungen unter 20 Mikrogramm pro Minute. Eine zweimalige Eiweißausscheidung von 20 bis 200 Mikrogramm pro Minute wird als Mikroalbuminurie, eine höhere Ausscheidung wird als Makroalbuminurie bezeichnet. Die Bestimmung mit handelsüblichen Teststreifen ist nur als orientierende Untersuchung geeignet.

Mikroalbuminurie – Makroalbuminurie

Wie kann vorgebeugt werden?

Therapeutisch steht wiederum die gute Stoffwechseleinstellung im Vordergrund. Spätestens der Nachweis einer Mikroalbuminurie sollte Anlass sein, sich um eine optimierte Stoffwechseleinstellung zu bemühen.

Eine Mikroalbuminurie ist gleichzeitig Grund für die Behandlung mit blutdrucksenkenden Medikamenten, auch wenn normale Blutdruckwerte vorliegen. Der Therapieerfolg beruht auf einer nierenschonenden Blutdrucksenkung in den

Gute Stoffwechseleinstellung

Blutdrucksenkung Nierengefäßen. Besonders geeignet sind hierzu die so genannten ACE-Hemmer. Nierenentlastend und unterstützend wirkt zusätzlich eine eiweißreduzierte Ernährung. Durch diese Maßnahmen kann bei einer Früherfassung einer diabetischen Nephropathie eine Mikroalbuminurie erfolgreich behandelt werden. Dieses Stadium der Nephropathie ist glücklicherweise reversibel, d. h. die Mikroalbuminurie kann behoben werden. Erst ab dem Nephropathie-Stadium II mit Makroalbuminurie ist die Nierenschädigung irreversibel; durch die angeführten Maßnahmen kann jedoch ein Fortschreiten gestoppt oder zumindest verlangsamt werden.

Diabetische Neuropathie

Nervenschädigungen, d. h. eine diabetische Neuropathie, spielen im Kindes- und Jugendalter keine wesentliche Rolle, weil wahrnehmbare Probleme erst nach jahrelanger Diabetesdauer auftreten. Die Symptome der Neuropathie treten vor allem an den Füßen und Beinen auf und bestehen aus: Missempfindungen, Gefühlsstörungen, Taubheitsgefühl sowie „Ameisenlaufen". Aber auch das autonome Nervensystem (Eingeweidenerven) kann betroffen sein, mit verzögerter Magenentleerung, Störungen der Darmtätigkeit und der Schweißsekretion. Selbst Herzrhythmusstörungen können dadurch bedingt sein. Auch hier besteht eine Abhängigkeit von der Diabetesdauer und Stoffwechselqualität. Allerdings sind bereits nach einer Diabetesdauer von über drei Jahren mit empfindlichen Methoden, wie der Messung der Nervenleitfähigkeit, bei einigen Diabetikern geringe Auffälligkeiten nachweisbar. Neurologische Untersuchungen mit Testung der Schmerz-, Temperatur- und Vibrationswahrnehmung (Stimmgabelschwingungen) sollten in jedem Fall regelmäßig erfolgen.

Durch die gleichzeitige Prüfung der Fußpulse können zusätzlich Durchblutungsprobleme und ein so genannter „diabetischer Fuß" ausgeschlossen werden. Als „diabetischer Fuß" werden Veränderungen an den Füßen bezeichnet, die durch die Kombination gestörter Nervenversorgung der Fußmuskulatur und gleichzeitiger Durchblutungsstörung entstehen.

Der diabetische Fuß

Diabetische Angiopathie

Eine diabetische Makroangiopathie entspricht der Arteriosklerose oder Arterienverkalkung, wie sie bei jedem Menschen entstehen kann. Bei Diabetikern kann sie jedoch besonders rasch und frühzeitig auftreten. Eine Kombination von schlechter Blutzuckereinstellung, Bluthochdruck, Fettstoffwechselstörung, Übergewicht und Bewegungsmangel gilt als Hauptursache. Deshalb ist Nichtrauchen bei Diabetes zur Vermeidung eines weiteren, wesentlichen Risikofaktors absolut erforderlich.

Arteriosklerose – Arterienverkalkung

Die Bedeutung der Stoffwechseleinstellung

Heutzutage besteht die Möglichkeit einer besseren Stoffwechseleinstellung durch konsequente Stoffwechselselbstkontrollen, HbA$_{1c}$-Messungen, neue Therapieprinzipien wie ICT und

Wichtig ist die frühzeitige Erkennung und Therapie diabetischer Folgeerkrankungen, weil eine Behandlung im Frühstadium immer erfolgreicher ist als bei fortgeschrittenen Veränderungen!

Folgeerkrankungen des Diabetes

Risiko für Folgeerkrankungen

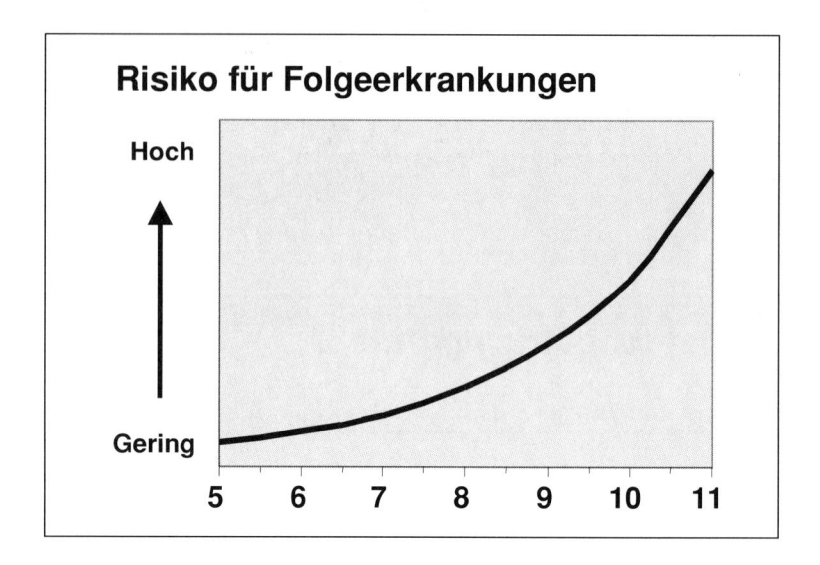

Hoch

Gering

5   6   7   8   9   10   11

Grafische Darstellung des Risikos für Folgeerkrankungen des Diabetes in Abhängigkeit von der Stoffwechselqualität

Insulinanaloga. Zusätzlich zu dem geringen Risiko bei guter Stoffwechselqualität kann heute eine Diagnose diabetischer Folgeerkrankungen bereits im Frühstadium gestellt werden und eine frühzeitige Therapie mit modernen Methoden erfolgen.

Wichtige Elternfragen

Fragen, die Eltern bezüglich der Folgeerkrankungen immer wieder stellen, können nicht verallgemeinernd beantwortet werden. Es sind dabei immer der Gesundheitszustand und die Lebensbedingungen des individuellen Kindes zu berücksichtigen. Mögliche Probleme müssen persönlich besprochen werden, weil sonst Ängste entstehen können, die nicht beherrschbar sind. Wenden Sie sich daher mit Ihren Fragen und Sorgen bezüglich der Folgeerkrankungen an den behandelnden Arzt Ihres Kindes.

Die Langzeit-
betreuung

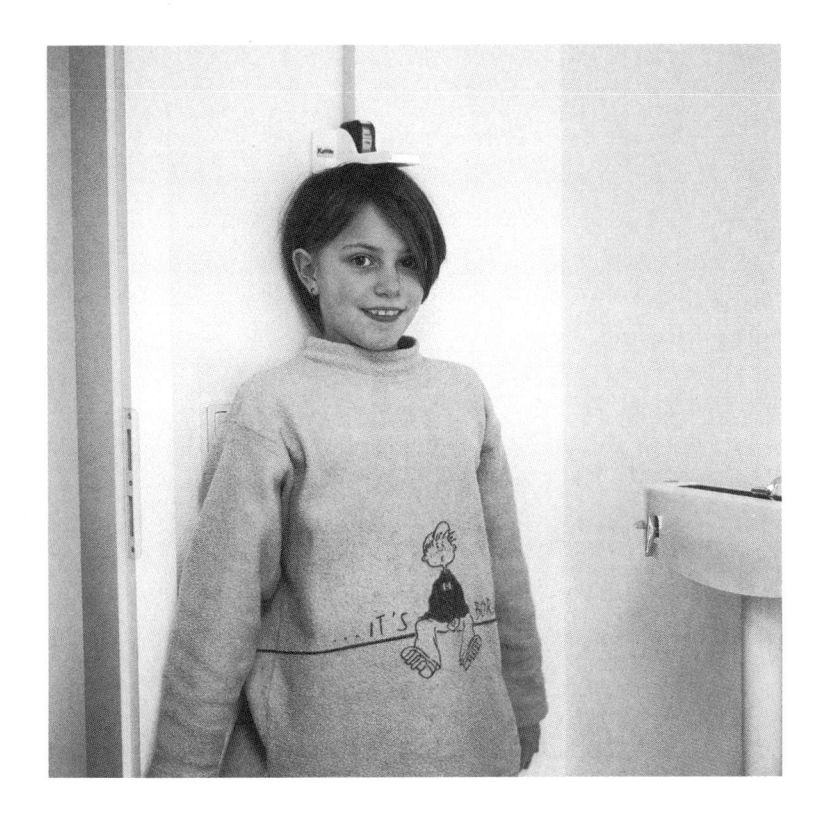

Das Kind muss lernen, mit seiner chronischen Krankheit zu leben, und altersentsprechend in die Therapie eingebunden werden. Dazu ist eine regelmäßige intensive Betreuung unerlässlich.

Die Langzeitbetreuung

Therapie- und Schulungseinrichtungen

In pädiatrischen Diabeteszentren lernt das Kind mit seinem Diabetes umzugehen; es wird dort regelmäßig untersucht und betreut.

Die Therapie der chronischen Erkrankung „Diabetes" ist seit 1922 mit der Entdeckung des Insulins möglich, erfordert aber sehr viel Selbstdisziplin, um eine dauerhaft gute Stoffwechseleinstellung zu erzielen. Dazu sind regelmäßige Kontrolluntersuchungen sowie eine wiederholte Motivierung der Patienten und ihrer Eltern notwendig.

Ziele der Langzeitbetreuung der Patienten mit Diabetes sind:
- Vermeidung akuter Stoffwechselentgleisungen (schwere Hypoglykämien oder Ketoazidosen),
- Reduktion der Häufigkeit diabetischer Folgeerkrankungen,
- regelrechte körperliche Entwicklung (Körperlänge, Gewicht, Pubertätsentwicklung),
- minimale Beeinträchtigung der psychosozialen Entwicklung.

Eine qualifizierte Diabetesbetreuung sollte in pädiatrischen Diabetesbehandlungseinrichtungen möglichst wohnortnah erfolgen. Hierfür ist ein multidisziplinäres Team notwendig, das gemeinsam mit dem Patienten und seiner Familie das Therapiekonzept festlegt.

Das Team sollte bestehen aus:
- Kinderarzt mit der Zusatzqualifikation „Diabetologe DDG",
- Diabetesberaterin DDG,
- Ernährungsberaterin,
- Kinderpsychologe,
- Sozialdienst (nach Möglichkeit).

Im Kindes- und Jugendalter sollte das Kind durchgehend von dem gleichen medizinischen Team betreut werden.

Nach den Richtlinien der Deutschen Diabetes-Gesellschaft (DDG) wird für die Anerkennung als Behandlungseinrichtung durch die DDG die Betreuung von mindestens 30 Kindern und Jugendlichen gefordert. Die Arbeitsgemeinschaft pädiatrische Diabetologie

(AGPD) verlangt die kontinuierliche Betreuung durch das gleiche Diabetesteam von der Manifestation mit stationärem Aufenthalt über die ambulante Langzeitbetreuung bis zur Überleitung in die internistische Diabetologie im Alter von etwa 18 bis 20 Jahren. Nur so ist eine schnelle Reaktion auf akute medizinische, psychische oder soziale Probleme gewährleistet.

Die altersgerechte Schulung

Das Ziel der Patientenschulung besteht darin, eine selbstständig handelnde Persönlichkeit heranzubilden, die in der Lage ist, den Notwendigkeiten des Alltagslebens mit Diabetes Rechnung zu tragen. Der Diabetes ist bei Kindern und Jugendlichen eine der selteneren Erkrankungen; deshalb ist eine Gruppenschulung meist unmöglich. Daher wird beinahe immer eine Einzelschulung sowohl der Eltern als auch des Kindes erforderlich.

Eine Schulung lässt sich in einzelne Abschnitte gliedern:
- Erstinformation über die Krankheit,
- Basisschulung, Vermittlung der Kenntnisse zur selbstständigen Anpassung der Insulindosis,
- Fortgeschrittenenschulung mit Erlernen der ICT,
- regelmäßiges Aktualisieren des Wissens.

Aufbau der Schulung

Die Schulung der Kinder und Jugendlichen richtet sich nach dem Alter und den intellektuellen Fähigkeiten. Entsprechend stehen verschiedene Schulungsinhalte und Materialien zur Verfügung.

Vorschulkinder weisen kein Krankheitsverständnis auf und können deshalb höchstens in der Handhabung von Blut- und Urinzuckermessung sowie in Minimalkenntnissen der Diätetik („erlaubte und verbotene Lebensmittel") angeleitet werden.

Vorschulkinder

Die Langzeitbetreuung

Die *Eltern von Vorschulkindern* müssen die Therapie für ihre Kinder mit Diabetes übernehmen. Eine Schulung der Eltern muss genauso ausführlich sein wie bei erwachsenen Patienten mit Diabetes und die Richtlinien einer Typ-1-Diabetes-Schulung erfüllen.

Schulkinder

Schulkinder können einfache Zusammenhänge verstehen. Im dritten Schuljahr haben sie gelernt, mit dreistelligen Zahlen zu rechnen. Sie können die Blutzuckermessungen vornehmen und sind fähig, die Werte intellektuell zu verstehen und dann nach schematischen Vorgaben die Therapie anzupassen.

Für Grundschulkinder steht ein Kinderschulungsprogramm zur Verfügung, das auch eine Informationsbroschüre für die Eltern enthält. Außerdem liegen Informationsblätter für die Lehrkräfte, ein Diabetiker-Ausweis sowie ein Diabetes-Tagebuch bei. Das Kinderbuch sollte jedoch den Kindern nicht zum Lesen überlassen werden. Die ideale Kinderschulung erfolgt durch eine Diabetesberaterin, die Eltern und Kinder getrennt schulen sollte. Kinder und Jugendliche benötigen z. B. bei der Besprechung der Folgeerkrankungen andere Informationen und werden durch eine ausführliche Erklärung dieses Themas eher verunsichert. Sie können dadurch ausgelöste Ängste nicht problemlos bewältigen.

Jugendliche

Erst etwa ab dem zwölften Lebensjahr können Jugendliche komplexe Vorgänge und Zusammenhänge nachvollziehen und formal-logisch denken. In dieser Altersgruppe wird eine umfassende Schulung des Patienten möglich.

Jugendliche können anhand eines speziell für sie entwickelten Schulungsprogramms geschult werden. Dieses Programm *„Jugendliche mit Diabetes: Ein Schulungsprogramm"* (198,00 DM) besteht aus 11 Heften, von denen Heft 1 bis 5 der Initialschulung dienen, meist als Einzelschulung. Die weiteren Hefte sind zur Vertiefung im Rahmen einer Fortgeschrittenenschulung gedacht, die z. B. als ICT-Gruppenschulung erfolgt.

Kontrolluntersuchungen

Eine Langzeitbetreuung erfordert regelmäßige ambulante Besuche in einem pädiatrischen Diabeteszentrum. Diese Vorstellungen sollten mindestens in dreimonatigen Abständen erfolgen. Hierzu sind die Diabetestagebücher mitzubringen, die zur Dokumentation von Insulindosis, Blutglukose- und Urinzuckerkontrollen, BE-Zufuhr sowie weiteren erklärenden Bemerkungen dienen, wie Hypoglykämien, Sport, Krankheiten usw. Probleme der Stoffwechseleinstellung können so erkannt und besprochen werden. Fragen bezüglich der Diätetik sollten mit der Ernährungsberaterin geklärt werden. Die Diabetesberaterin kann Probleme mit Blutzuckermessgeräten und Injektionshilfen lösen oder bei einem Wechsel auf andere Reflektoren oder Pens eine entsprechende Schulung in der Handhabung vornehmen. Auch die Terminvereinbarung für Nachschulungen oder Gruppenschulungen wird von ihr vorgenommen. Bei psychosozialen Problemen können Psychologe und gegebenenfalls Sozialarbeiter des Teams hinzugezogen werden.

Jeder Ambulanztermin ist gleichzeitig eine Nachschulung.

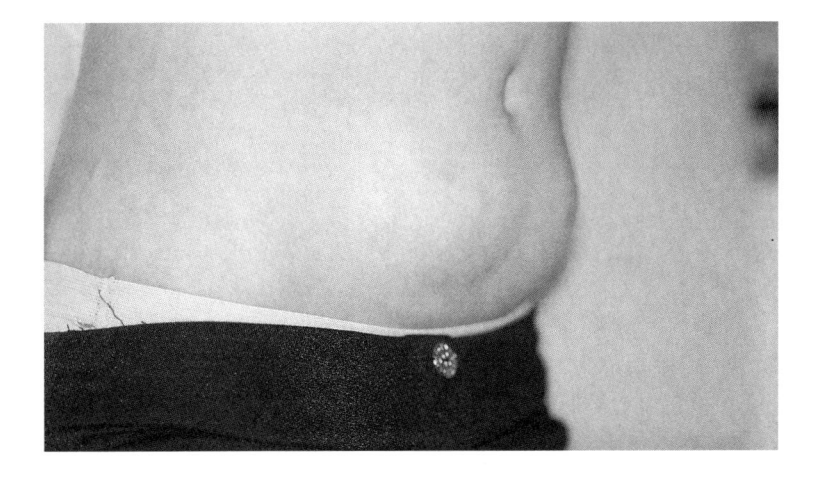

Ausgeprägte Lipohypertrophiezonen

Die Langzeitbetreuung

Die körperliche Untersuchung

Die körperliche Untersuchung hat bei jeder Vorstellung zu umfassen:
- Körpergewicht,
- Körperlänge,
- Blutdruck,
- Blutzuckereinstichstellen,
- Injektionsbereiche an Beinen, Gesäß, Bauch oder Armen.

Bei erhöhten Blutdruckwerten muss eine kontinuierliche Blutdruckmessung über 24 Stunden erfolgen, um so einen Bluthochdruck auszuschließen oder zu bestätigen und gegebenenfalls frühzeitig eine medikamentöse Therapie zur Blutdrucksenkung einzuleiten.

An die regelmäßigen augenärztlichen Kontrolluntersuchungen sollte rechtzeitig erinnert werden.

Die neurologische Untersuchung

Mindestens einmal pro Jahr kommen hinzu:
- Bestimmung des Pubertätsstadiums,
- neurologische Untersuchung,
- Fußinspektion.

Bei der neurologischen Untersuchung sollten mit einem Reflexhammer die Muskeleigenreflexe untersucht werden. Außerdem sollten die Füße mit einer Stimmgabel zur Prüfung des Vibrationsempfindens untersucht werden; darüber hinaus sollte auch die Temperatur- und die Berührungswahrnehmung getestet werden. Selbstverständlich gehört auch das Tasten der Fußpulse dazu. Die Untersuchung der Füße dient gleichzeitig zur Erkennung von Nagelbettentzündungen, die bei schlechter Stoffwechsellage vermehrt beobachtet werden.

Eine EEG-Untersuchung (Hirnstromkurve) muss durchgeführt werden, wenn es im Rahmen einer Hypoglykämie zu einem Krampfanfall gekommen ist. So kann ein Anfallsleiden von einem hypoglykämischen Krampfanfall unterschieden werden.

Laboruntersuchungen

Bei jeder ambulanten Vorstellung, mindestens aber alle drei Monate, ist eine Bestimmung des HbA_{1c}-Wertes durchzuführen. Die erforderliche Blutentnahme sollte aus Kapillarblut am Finger möglich sein.

Eine gleichzeitige Blutzuckermessung mit Labor- und eigenem Messgerät ist empfehlenswert, um die Messgenauigkeit des Gerätes zu überprüfen.

Der HbA_{1c}

Erst Anfang der 80er-Jahre wurde durch die Messung des HbA_{1c}-Wertes ein objektiver Laborwert für die Beurteilung der Stoffwechselqualität über einen längeren Zeitraum möglich. Der HbA_{1c}-Wert dient als Maß für den Durchschnittsblutzucker der letzten ca. zehn Wochen und stellt einen objektiven Kontrollwert im Sinne eines *„Langzeit-Blutzuckergedächtnisses"* dar.

Der HbA_{1c} ist das Maß für den Durchschnittsblutzucker der vergangenen zehn Wochen.

Normalerweise sind beim Menschen in den roten Blutkörperchen etwa fünf bis sechs Prozent des roten Blutfarbstoffes (Hämoglobin, Hb) mit Glukose chemisch verbunden. Der Anteil des verzuckerten Hämoglobins ist abhängig von der Blutzuckerkonzentration. Zunächst wird die Glukose nur locker an das Hämoglobin gebunden, nach mehreren Stunden hohen Blutzuckers liegt eine feste Bindung vor. Diese feste *Hämoglobin-Glukose-Bindung* besteht unwiderruflich bis zum Abbau der roten Blutkörperchen nach etwa zehn bis zwölf Wochen. Durchschnittlich gute Blutzuckerspiegel führen somit zu einem niedrigen HbA_{1c}-Wert, während langfristige Hyperglykämien hohe HbA_{1c}-Werte verursachen.

Für die Bestimmung des HbA_{1c}-Wertes stehen unterschiedliche Methoden zur Verfügung. Die zahlenmäßigen Ergebnisse jedes Labors sind zwar unterschiedlich, aber durchaus ver-

Die Langzeitbetreuung

gleichbar unter Angabe des Normal- oder Grenzwertes. Bei der in den meisten Labors üblichen Messmethode liegt der Grenzwert bei einem HbA$_{1c}$-Wert von 6,0 %.

Der HbA$_{1c}$-Wert allein ist allerdings für die Beurteilung der Stoffwechselqualität nicht ausreichend. Zusätzlich muss auch die Häufigkeit von Hypoglykämien und die Stabilität des Blutzuckerniveaus mit berücksichtigt werden.

Die Qualität der Stoffwechseleinstellung kann anhand des HbA$_{1c}$-Wertes folgendermaßen gewertet werden:

Grenzwert des Labors	
5,6 – 6,5 %	sehr gute Einstellung
6,6 – 7,5 %	gute Einstellung
7,6 – 8,5 %	ausreichende Einstellung
8,6 – 10,0 %	ungenügende Einstellung
über 10,0 %	miserable Einstellung

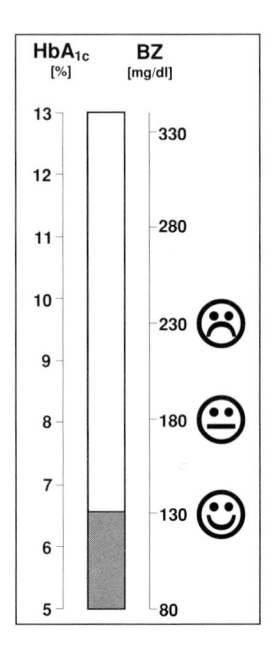

Grafische Darstellung der Beziehung zwischen HBA$_{1c}$-Wert und durchschnittlichem Blutzucker in den letzten Wochen

Ein sehr guter HbA$_{1c}$-Wert ist in der Remissionsphase viel leichter erreichbar als in der Postremissionsphase. Insofern kann als Ziel in der Remissionsphase ein HbA$_{1c}$ um 6,0 % gelten, während anschließend Werte unter 7,0 % als gut einzustufen sind.

Fruktosamin

Eine weitere Möglichkeit, die Stoffwechselqualität der vergangenen zwei bis drei Wochen zu kontrollieren, besteht in der Messung des Fruktosamin-Werts. Dabei werden verschiedene, verzuckerte Eiweiße im Blut bestimmt, die nach etwa ein bis drei Wochen abgebaut werden. Mit diesem Fruktosaminwert kann im Vergleich zum HbA$_{1c}$-Wert eine Verbesserung oder Verschlechterung des Blutzuckers in einem kürzeren Zeitraum erfasst werden. Der Normalwert beträgt 205 bis 285 µmol/l.

Bestimmung verzuckerter Eiweiße zur Überprüfung der Stoffwechselqualität

Laboruntersuchungen

Eine Fruktosamin-Bestimmung kann in den meisten Labors nur durch eine venöse Blutentnahme vorgenommen werden.

C-Peptid

In den ersten Monaten nach der Diabetesmanifestation stellt sich die Frage nach einer noch vorhandenen Insulineigenproduktion. Eine Insulinmessung ist jedoch nicht sinnvoll, weil mit den Messmethoden körpereigenes und injiziertes Humaninsulin gemeinsam erfasst werden. Bei der Produktion des körpereigenen Insulins wird zunächst eine Vorstufe hergestellt, die anschließend in je ein Insulin- und ein C-Peptidmolekül aufgespalten wird.

Das Maß für die Eigenproduktion an Insulin

Dadurch fällt für jedes Insulinteilchen ein C-Peptid-Teilchen an und die C-Peptid-Spiegel können als Maß für die Eigenproduktion an Insulin gewertet werden.

Das C-Peptid kann im Blut oder auch im Sammelurin gemessen werden. Da je nach aktuellem Blutzucker der Insulinbedarf stark schwankt, unterliegt auch die C-Peptid-Konzentration diesen Schwankungen. Deshalb gibt es keinen Normalwert im strengen Sinne; im Nüchternzustand weisen Nichtdiabetiker üblicherweise C-Peptid-Spiegel von 0,5 bis 4,0 ng/ml auf.

Eine C-Peptid-Bestimmung ist nur in der Remissionsphase sinnvoll. Eine Wertung ist nur bei gleichzeitiger Kenntnis des Blutzuckers möglich, weil die C-Peptid-Spiegel eine ausgeprägte Abhängigkeit vom aktuellen Blutzucker aufweisen. Ein negatives C-Peptid – kleiner 0,01 ng/ml – bei normalem oder erhöhtem Blutzucker beweist das Ende der Remissionsphase und das Erliegen der Insulineigenproduktion. Erneute Bestimmungen sind dann unsinnig!

Weitere Laboruntersuchungen

Weitere Laborwerte, die mindestens einmal pro Jahr bestimmt werden sollten, sind:

Die Langzeitbetreuung

- Triglyceride, Gesamt-, LDL- und HDL-Cholesterin (Blutfette),
- Kreatinin,
- Mikroalbuminurie,
- Schilddrüsen-Antikörper,
- Gliadin-, Endomysium- und Transglutaminase-Antikörper.

Der Fettstoffwechsel

Die Messung der Blutfette dient dem Erkennen einer angeborenen oder eventuell diabetesbedingten Fettstoffwechselstörung. Das LDL-Cholesterin ist für ein erhöhtes Angiopathie-Risiko (siehe Seite 149) der Diabetiker von großer Bedeutung.

Die Nierenfunktion

Die Nierenfunktion wird durch die Bestimmung des Kreatininwertes erfasst. Jedoch werden erst bei ausgeprägter Funktionseinschränkung durch erhöhte Kreatininwerte Nierenschädigungen angezeigt. Deshalb ist die zusätzliche Mikroalbuminuriebestimmung zur Frühdiagnostik einer Nephropathie absolut notwendig (siehe Seite 147f.).

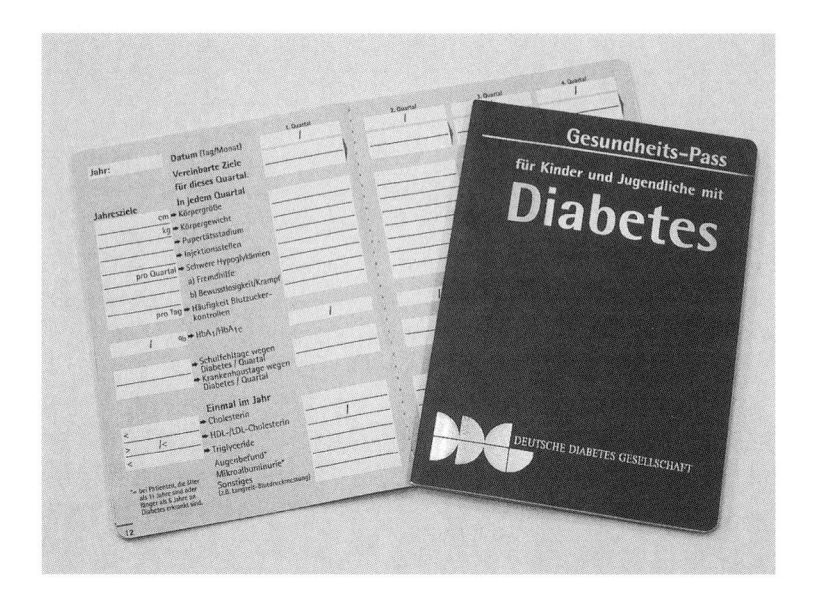

Gesundheitspass Diabetes für Kinder und Jugendliche

Die Bestimmung der Schilddrüsen-Antikörper dient dem Erkennen einer autoimmunbedingten Schilddrüsenentzündung. Diese Erkrankung tritt bei Diabetikern in etwa acht Prozent der Fälle auf und ist damit häufiger als im Durchschnitt der Bevölkerung. Eine frühzeitig erkannte Schilddrüsenunterfunktion wird durch eine Hormongabe behandelt.

Schilddrüsenentzündung

Eine Zöliakie ist eine Darmerkrankung mit Unverträglichkeit des Getreideklebereiweißes Gliadin. Dieses Gliadin ist in allen üblichen Getreidesorten enthalten mit Ausnahme von Reis und Mais. Die Zöliakie führt oft zu Durchfällen und Minderwuchs. Dieser Erkrankung liegen ähnliche genetische Risikogene wie dem Diabetes zugrunde und sie wird deshalb gehäuft als Begleiterkrankung gefunden.

Zöliakie

Die diätetische Therapie besteht in der Vermeidung gliadinhaltiger Lebensmittel.

Der Gesundheitspass Diabetes

Alle erhobenen Befunde sollten im „Gesundheitspass Diabetes für Kinder und Jugendliche" dokumentiert sein. In diesem Pass werden Körperlänge, Gewicht, Beschaffenheit der Injektionsareale, Häufigkeit der Hypoglykämien, HbA_{1c}-Werte, Blutfette, Kreatinin, Mikroalbuminurie sowie Augenarztbefunde eingetragen.

Der Diabetiker-Ausweis

Der Gesundheitspass dient gleichzeitig den mitbehandelnden Ärzten als Informationsquelle. Dieser Pass ist bei jedem Arztbesuch mitzubringen; er wird in der Diabetes-Ambulanz ausgefüllt.

Für Notfälle ist immer ein Diabetiker-Ausweis mitzuführen, der leicht aufzufinden sein sollte. Dieser enthält wichtige Informationen für einen eventuellen Notfall, wie z. B. die Behandlung einer Hypoglykämie.

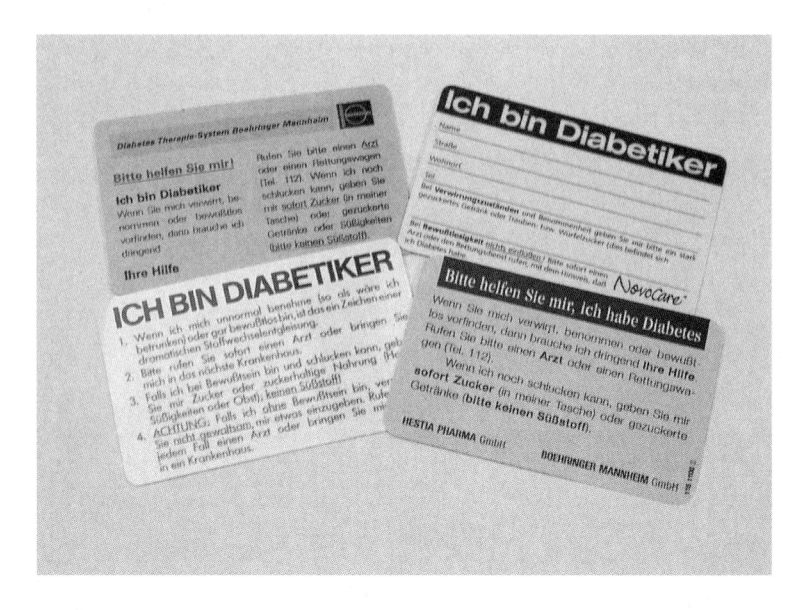

Die Langzeitbetreuung

Diabetiker-Ausweise

Wichtige Elternfragen

Mein neunjähriger Sohn weigert sich, an der von der Ambulanz empfohlenen Schulung teilzunehmen. Soll ich ihm das Kinderprogramm selbst zum Lesen geben?
Prinzipiell ist eine Schulung durch die Eltern weniger effektiv als durch eine Diabetesberaterin. Die gleichzeitige Teilnahme des besten Freundes kann die Bereitschaft zur Schulung erhöhen. Meist sind die Kinder nach der ersten Schulungsstunde sehr motiviert.

Unsere 13-jährige Tochter zeigt ihr Desinteresse am Diabetes durch häufiges Naschen, seltene Blutzuckerkontrollen und mangelhafte Dokumentation. Kann eine Kur das Problem lösen?
Bei Ihrer Tochter ist die Motivation das Hauptproblem. Dieses könnte bereits durch eine ICT-Gruppenschulung und eine

Therapieumstellung verbessert werden, zumal diese Art der Schulung meist als ambulante Gruppenschulung mit gleichaltrigen Jugendlichen stattfindet. Kuren führen erfahrungsgemäß nicht zu einer besseren Stoffwechseleinstellung, weil die häuslichen Probleme nicht aufgearbeitet werden können. Zu betonen ist, dass die Kuren meist von internistischen Diabetes-Kliniken angeboten werden.

Mein vierjähriger Sohn hatte vor fünf Wochen bei der Diabetes-Manifestation einen HbA_{1c}-Wert von 11,2 %. Trotz anhaltend guter Blutzuckerwerte zwischen 60 und 130 mg/dl wurde jetzt ein HbA_{1c}-Wert von 8,7 % gemessen. Wieso kommt es zu dieser schlechten Einstellung?
Ihr Sohn weist eine sehr gute Stoffwechseleinstellung auf. In diesem Fall haben die Blutzuckerwerte einen höheren Stellenwert als der HbA_{1c}. Ein aussagekräftiger HbA_{1c}-Wert kann erst in etwa zwei Monaten die tatsächliche Stoffwechselqualität widerspiegeln.

Mein zwölfjähriger Sohn hat einen sehr guten HbA_{1c} von 6,2 %. Wie sind die täglichen Unterzuckerungen zu werten?
Der sehr gute HbA_{1c} ist durch die häufigen Hypoglykämien erkauft. Der HbA_{1c} allein ist kein Beweis für eine gute Stoffwechselqualität. Er gibt nur einen Durchschnittsblutzucker an und spiegelt nicht immer eine stabile Stoffwechseleinstellung wider.

Meine 14-jährige Tochter berichtet mir immer über gute Blutzuckerwerte, meist zwischen 70 und 160 mg/dl. Der HbA_{1c} beträgt aber 12,8 %! Ist eine Fehlmessung des HbA_{1c}-Wertes der Grund?
Die angegebenen Blutzucker und der HbA_{1c}-Wert schließen sich selbstverständlich gegenseitig aus. Natürlich ist jede

Die Langzeitbetreuung

Messmethode zu hinterfragen; deshalb sollte der HbA_{1c}-Wert kontrolliert werden. Der häufigste Grund für die beschriebene Diskrepanz ist das „Mogeln" bei Blutzuckermessungen bzw. der Blutzucker-Dokumentation bei pubertierenden Jugendlichen. Bei Akzeptanzproblemen des Diabetes sollte versucht werden, durch psychologische Hilfe die Situation zu verbessern.

Die psychischen Folgen für das Kind und seine Familie

(K. Colditz)

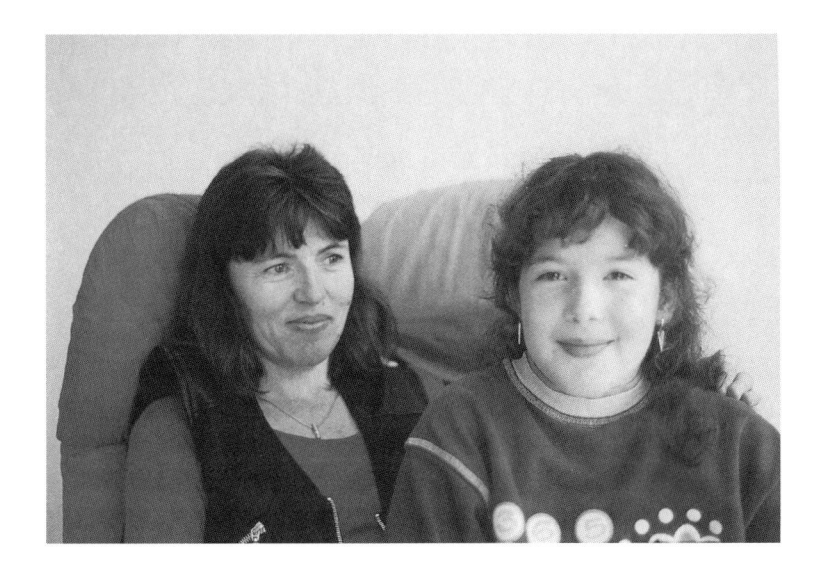

Eine chronische, den Alltag beeinflussende Krankheit prägt das Kind in seiner Entwicklung. Durch ihre Einstellung und Haltung können die Eltern seelische Beeinträchtigungen abwenden.

Die psychischen Folgen für das Kind und seine Familie

Wie gehen die Eltern mit der Krankheit um?

Der Umgang der Eltern mit dem Diabetes prägt wesentlich die Lebenseinstellung des Kindes.

Ein Kind, das an einer chronischen Krankheit leidet, ist in sehr starkem Maße beeinträchtigt. Bestimmt die Erkrankung wie beim Diabetes auch noch lebenslang den gesamten Tagesablauf, ist leicht nachvollziehbar, warum das Kind emotional stark belastet ist. Doch wie es mit dieser Situation umgehen wird, ob es dennoch ein fröhlicher, optimistischer Mensch wird und sein Leben aktiv anpackt oder sich zurückzieht und pessimistisch in die Zukunft blickt, ist in erheblicher Weise vom Verhalten der Eltern abhängig.

Die emotionale Einstellung der Eltern zu der Erkrankung, die Art und Weise, wie sie den Diabetes wahrnehmen und mit ihm umgehen, bildet für das betroffene Kind das Bezugssystem, in dem es die emotionale Bedeutung der Krankheit erfährt. Gerade das kleinere Kind, das noch gar kein Verständnis entwickeln kann für das, was ihm widerfährt, orientiert sich daran, was die Eltern ihm, bewusst oder unbewusst, beabsichtigt oder nicht beabsichtigt, verbal oder nonverbal, mitteilen. Dieser Bezugsrahmen wird von dem Kind im Laufe der Zeit verinnerlicht, es identifiziert sich mit ihm. Dies bedeutet, dass es mit zunehmendem Alter so mit sich selbst umgehen kann und auch wird, wie ursprünglich seine Familie mit ihm und seiner Krankheit umgegangen ist.

Die Eltern sind für das Kind das Vorbild, wie man mit der Erkrankung umgeht: Wird die Krankheit zwar als schlimm, aber durchaus zu bewältigen betrachtet und angegangen, gibt das dem Kind die Chance, optimistisch und aktiv in die Zukunft zu blicken. Erscheinen die Eltern dagegen völlig überfordert und deprimiert, wird die Krankheit auch für das Kind zu einer erdrückenden Last.

Miteinander sprechen statt miteinander schweigen

Eine entscheidende Hilfe und Unterstützung für das Kind bedeutet es, wenn seine Eltern mit ihm offen über die Krankheit und die damit verbundenen Gefühle sprechen.

Am wichtigsten ist es, dass Eltern und Kind offen über die Krankheit, über Ängste und Gefühle sprechen.

Für das Kind ist es entlastend, wenn es über seine Gefühle von Angst, Unsicherheit und Hilflosigkeit sprechen kann und die Eltern, ohne selbst sofort in Spannung und Aufruhr zu geraten, diese Gefühle annehmen und aushalten können. Das Kind lernt dadurch, dass man sich langsam seinen Gefühlen annähern und sich ihnen stellen kann, ohne von ihnen überwältigt zu werden.

Es gibt Eltern, die mit ihrem Kind nicht über die Krankheit sprechen, weil sie es nicht zusätzlich belasten wollen. Sie teilen dem Kind aber dennoch etwas mit. Das Kind erfährt, dass es mit seinen Ängsten oder seinem Gefühl der Hilflosigkeit allein fertig werden muss. Es erlebt, dass es keinen Rückhalt bei den Eltern finden kann.

Auch die Meinung, dem Kind am besten zu helfen, indem man mit ihm sachlich und nüchtern spricht, kann beim Kind das Gefühl verstärken, dass man über seine Gefühle nicht sprechen darf. Dann fühlt es sich völlig allein, wenn es mit den beunruhigenden Erfahrungen, z. B. in der Klinik, zurechtkommen muss.

> *Ein Schweigen der Eltern birgt die Gefahr, dass sich das Kind in die „innere Emigration" zurückzieht und sich eigene Erklärungen über die Situation und die Krankheit macht, die zusätzliche, möglicherweise nicht realitätsgerechte Ängste und Verhaltensweisen auslösen können.*

Mit der Diagnose fängt alles an

Ängste, Wut, Verzweiflung dürfen nicht verdrängt oder verleugnet, sondern müssen bewusst durchlebt werden.

Das Gespräch der Eltern mit ihrem betroffenen Kind hängt von der eigenen Einstellung der Eltern zu der Erkrankung ab. Bereits im ersten Kontakt mit dem Diabetes, dem „Diagnose-" oder „Aufklärungsgespräch" zeichnet sich ab, wie die Eltern mit den spontanen Gefühlen und Ängsten dieses Ereignisses umgehen.

Die Diagnose stellt für alle Eltern einen Schock dar, der die unterschiedlichsten emotionalen Reaktionen auslösen kann, wie:

- quälende Ängste vor der Zukunft, begleitet von Gefühlen intensiver Lähmung, Hilflosigkeit und Ausgeliefertsein,
- Schuldgefühle und Selbstvorwürfe über mögliche Fehler in der Vergangenheit,
- Verletzungen des Selbstwertgefühls, oft verbunden mit Selbstzweifeln oder der Scham, kein heiles Kind mehr zu haben.

Eltern, die sich dieser spontanen Gefühle und Vorstellungen schämen oder völlig davon übermannt werden, neigen dazu, sie für sich zu behalten oder sie gar zu verleugnen. Es fällt ihnen schwer, mit ihrem Kind zu sprechen, wenn es mit ähnlichen Ängsten und Fantasien auf sie zukommt.

Eltern, die diese spontanen Gefühle und Ängste dagegen zunächst als völlig normale und verständliche Reaktionen auf ein plötzlich hereinbrechendes seelisches Leid annehmen, können sich miteinander und mit ihrem Kind darüber austauschen und entlasten sich und ihr Kind.

Erst wenn diese Gefühle durchlebt werden können, wenn eine Zeit lang mit dem Schicksal gehadert, auf Wunder gehofft, trotzig protestiert und alle irrationalen Fantasien geäußert werden dürfen, kann der Weg frei werden für eine realistischere Auseinandersetzung mit der Krankheit und ihren Folgen.

„Ich will nicht mehr leben!"

Mit dieser Offenheit kann man dann auch Äußerungen des Kindes, wie „ich will nicht mehr leben!", oder „warum gerade ich?", begegnen, indem man ihnen zunächst eine Berechtigung einräumt und nicht selbst verzweifelt und in Panik gerät.

Das Verständnis dieser Reaktionen ermöglicht auch dem Kind, sich zu beruhigen und sich den Möglichkeiten, etwas gegen die Krankheit zu tun, zu öffnen.

Was kann man dem Kind über den Diabetes mitteilen?

Jüngere Kinder verstehen ihre Krankheit aufgrund ihres geistigen Entwicklungsstandes anders als ein Erwachsener. Erst ein Jugendlicher ab dem zwölften Lebensjahr kann sich in Zusammenhänge und Prozesse körperlicher Vorgänge so hineindenken, dass er seine Krankheit vollständig verstehen kann.

Man muss sich daher auch im intellektuellen Bereich in die subjektive und private Vorstellungswelt des Kindes einfühlen, damit man es mit der Krankheit und ihren Konsequenzen konfrontieren kann.

Grundprinzip des Gesprächs sollte sein, dass die Eltern erst einmal versuchen herauszufinden, was das Kind über seine Erkrankung weiß und denkt. In der Regel müssen die Eltern nicht darauf warten, denn die Kinder möchten selbst darüber sprechen. Wichtig ist, dass die Eltern dem Kind das Tempo, in dem es über die Krankheit sprechen kann und will, überlassen.

Im Gespräch mit dem Kind müssen sich die Eltern auf die intellektuellen Fähigkeiten und die Vorstellungswelt ihres Kindes einstellen.

Keine Panikmache!
Auf jeden Fall sollte vermieden werden, über die beängstigende Beschreibung der Langzeitfolgen des Diabetes die Mitarbeit des Kindes zu erzwingen. Dadurch wird das Kind nur verschreckt. Prinzipiell gilt, dass übermäßige Angst nicht motiviert, sondern eher zu heftiger Abwehr führt.

Eigenverantwortung übergeben – eine Gratwanderung

Die Eltern müssen ihr Kind schrittweise an ein selbstständiges Leben heranführen.

Je kleiner ihr Kind ist, umso mehr sind die Eltern ihm im Verständnis und alltäglichen Umgang mit der Erkrankung überlegen. Sie sind im Grunde die Experten, die ihrem Kind mit Rat und Tat zur Seite stehen.

Mit zunehmenden Alter des Kindes müssen die Eltern versuchen, diese Kompetenz und Verantwortung an ihr Kind weiterzugeben. Dieses Vorhaben stellt immer eine Gratwanderung und ein beständiges Suchen nach Lösungen dar. Auf der Seite des Kindes/Jugendlichen bewegt sich die Grenze zwischen dem Wunsch, seine Selbstständigkeit zu erproben, aber auch der Angst, aus dem gewohnten Schutz heraus zu treten und allein auf sich gestellt zu sein. Die Eltern wiederum müssen eine Balance finden zwischen dem Wunsch, ihr Kind vor allen Gefahren zu schützen und der Notwendigkeit, den Autonomiewünschen und dem größeren Bewegungsspielraum des Kindes/Jugendlichen in der Außenwelt Rechnung zu tragen.

Wenn das Kind sich weigert, Aufgaben zu übernehmen, müssen die Eltern versuchen, im Gespräch die der Verweigerung zugrunde liegenden Ängste und Zweifel zu ergründen. Aussagen wie „du bist doch schon groß!", motivieren auf Dauer nicht, sondern können Scham und Zweifel noch verstärken.

Wie das Vorschulkind die Krankheit erlebt

Kindheit stellt immer eine Abfolge von Phasen dar, in denen in der Beziehung zur eigenen Familie bestimmte emotionale Krisen und deren Lösung stattfinden. Diese Lösungen werden zu Persönlichkeitszügen, die auch in späteren Jahren den emotionalen Umgang mit anderen Menschen und den Situationen des Lebens, wie z. B. auch Krankheit, gestalten.

> *Wie ein Kind in einem bestimmten Alter seinen Diabetes erlebt, welche psychischen Probleme sich stellen und wie sie gelöst werden, hängt entscheidend von der bisherigen psychischen Entwicklung ab.*

Das Urvertrauen in die Eltern

In den ersten beiden Lebensjahren stellt für das Kind die Regulation eines inneren spannungsfreien Wohlbehagens eine zentrale Erfahrung dar. Eine optimale Versorgung durch die Außenwelt, in der Regel die Mutter, lässt in dieser Phase der völligen Abhängigkeit und Hilflosigkeit im Kind ein Gefühl des Urvertrauens, des Sich-Verlassen-Könnens auf ein äußeres Objekt, entstehen. Das Kind wird dann auch in späteren Problemsituationen, wie z. B. bei einer Krankheit, nicht in längere Panik geraten, sondern sich auf andere Personen verlassen können. Es weiß, dass sie ihm helfen werden, und dass man trotz Krankheit und Leid nie die Hoffnung aufgeben muss. Hat das Kind in dieser ersten Phase seiner Entwicklung wenig Befriedigung und Spannungsausgleich erfahren, wird es in solchen Belastungssituationen auch mit Panik und andauernder Hilf- und Hoffnungslosigkeit sowie Wut und Trotz reagieren.

Die ersten Lebensjahre entscheiden wesentlich darüber, wie ein Mensch später mit Belastungen umgehen wird.

Die psychischen Folgen für das Kind und seine Familie

Das Sich-Verlassen-Können auf die Eltern erklärt auch das häufige Phänomen, dass Kinder in den ersten Wochen nach der Diagnose sehr gefasst sind und eher die Eltern trösten. Sie vertrauen zunächst auf die Fähigkeit der Eltern, allen Schaden von ihnen abzuwenden.

Erst wenn das Kind nach einiger Zeit merkt, dass die Eltern dazu nicht in der Lage sind, beginnt es, die Tatsache der Krankheit zu erkennen. Die intensiven emotionalen Reaktionen und unter Umständen heftigen Aggressionen sind dann auch Ausdruck der Erkenntnis, dass die Eltern nicht allmächtig sind und das Kind nicht vor allem bewahren können. Nun müssen die Eltern dem Kind vermitteln, dass sie zwar nicht allmächtig sind, aber alles in ihrer Macht Stehende tun werden, um ihm zu helfen.

Das Streben nach Selbstständigkeit

Die mit der Krankheit verbundene Abhängigkeit beeinträchtigt das Autonomiestreben des Kindes sehr.

Die folgende Entwicklungsphase der Autonomie, die im zweiten Lebensjahr beginnt und erst mit der Pubertät endet, befasst sich mit dem komplizierten Ausgleich zwischen den Selbstständigkeitsbestrebungen des Kindes und den Anforderungen durch die Außenwelt. Die Erfahrungen mit der Sauberkeitserziehung, die diese Phase einleitet, prägt schon stark die Vorstellung des Kindes, inwieweit es auch in späteren Lebenssituationen eigene Spiel- und Aktivitätsräume sehen und erproben wird.

Tritt die Krankheit gerade in dieser Zeit auf, wird dieser Prozess gestört. Die mit dem Management des Diabetes verbundenen Maßnahmen können eine erhebliche Kränkung des Stolzes und wachsenden Selbstbewusstseins des Kindes über seine gewonnenen Fähigkeiten darstellen. Denn die Krankheit erfordert, dass die Kontrolle der Eltern wieder verstärkt wird. Trotzige Verweigerungen, aber auch Tendenzen wie Passivität, Hilflosigkeit und enttäuschte Traurigkeit, müssen von den Eltern einfühlsam und geduldig überwunden werden, um die Krise zu bewältigen.

Die Geschlechtsidentität

In der dritten Phase, ab dem dritten bis vierten Lebensjahr, in der es um den Erwerb der Geschlechtsidentität geht, möchte das Kind den gegengeschlechtlichen Elternteil als sein alleiniges Liebesobjekt vereinnahmen und den gleichgeschlechtlichen Elternteil ausschließen.

Die behutsame Zurückweisung dieser Strebungen des Kindes durch die Eltern lässt im Kind die Fähigkeit zum Verzicht und Bedürfnisaufschub wachsen, ohne sich minderwertig und in seiner Geschlechtsidentität unzulänglich zu fühlen. So kann es allmählich Initiative und rivalisierende Aktivität mit Gleichaltrigen entfalten.

Bei einem befriedigenden Ausgang dieser Phase kann das Kind eine Erkrankung zwar als Beeinträchtigung erleben, aber es fühlt sich nicht unzulänglich und minderwertig und muss sich auch nicht aus der Rivalität mit Gleichaltrigen zurückziehen.

Das Krankheitsverständnis des Vorschulkindes

Das Denken des Vorschulkindes ist noch dem Konkreten verhaftet. Das Begreifen der Krankheit orientiert sich daher an den äußerlich sichtbaren oder spürbaren Symptomen, innerkörperliche Vorgänge oder gar Prozesse sind noch nicht vorstellbar.

Der Diabetes wird daher auch als Ergebnis eigenen Fehlverhaltens und eigener Regelverletzungen verstanden, wie z. B. verbotenes Naschen. Er wird daher schuldhaft erlebt und die medizinischen Maßnahmen können als verdiente Strafe für „schlecht und böse sein" interpretiert werden. Es ist daher auch verständlich, wenn das Kind plötzlich sehr brav und an-

Das Vorschulkind empfindet seine Krankheit als Bestrafung für eigenes Fehlverhalten.

gepasst wird. Es hofft so, den Diabetes wieder zum Verschwinden zu bringen.

Das Grundschulkind (7. – 11. Lebensjahr)

Das Schulkind muss ein gesundes Selbstwertgefühl aufbauen, das von seiner Krankheit unabhängig ist.

In der nun folgenden Phase des Schulkindes, der Latenz, findet vor allem eine Konsolidierung der bisher entstandenen Persönlichkeitsstruktur statt. In der Auseinandersetzung mit der Außenwelt steht die Betätigung, das Lernen, Nachmachen und Können, im Vordergrund. Durch die Schule wird das Kind zur Selbstbeherrschung und zur Bewältigung von Situationen außerhalb der Familie angehalten.

Die Gefahr dieser Phase ist das Minderwertigkeitsgefühl. Ungelöste emotionale Probleme in früheren Phasen führen dazu, dass das Kind Ängste hat, den Schon- und Bezugsrahmen der Familie zu verlassen oder sich mit seinen Fähigkeiten den Gleichaltrigen zu zeigen.

Im geistigen Bereich wächst die Fähigkeit, einfache Ursache-Wirkungs-Zusammenhänge zu verstehen. Irrationale Konzepte über das Entstehen von Krankheit weichen konkreten Vorstellungen über reale Ursachen, wie z. B. Ansteckung, die neue Ängste hervorrufen können.

Bei einem emotional günstigen Verlauf dieser Phase gewinnt das diabetische Kind die innere Einstellung, dass sein Wert als Schüler oder Freund weniger von seiner Krankheit abhängt, sondern von dem, was es kann und noch werden und lernen will.

Für die Eltern eines diabetischen Kindes löst diese Phase neue Ängste aus, da das Kind aus ihrem Kontrollbereich hinaustritt und damit Heimlichkeiten, wie verbotenem Naschen, noch schwerer zu begegnen ist. Die zusätzlichen Belastungen lösen die Gefahr der Resignation – „man kann jetzt sowieso nichts mehr machen"– oder der Verleugnung –"ich vertraue meinem Kind blind!"– aus.

Spezielle Probleme bei Jugendlichen (ab dem 12. Lebensjahr)

In der Pubertät steht die Suche nach einer eigenen psychischen Identität des Jugendlichen im Vordergrund. Sie stellt bereits den körperlich gesunden Jugendlichen vor krisenhafte Entwicklungsaufgaben. Die damit verbundenen intensiven Gefühle und Ängste wie Scham, Zweifel, Unsicherheit und Hilflosigkeit werden beim an Diabetes erkrankten Jugendlichen noch verstärkt und machen eine Lösung der Konflikte noch schwerer:

- Die Lebenslänglichkeit des Diabetes wird aufgrund der Reifung der Denkstruktur erkennbar. Ängste vor den Folgen und den Folgeerkrankungen, aber auch Gefühle der körperlichen Minderwertigkeit werden ausgelöst.
- Die innere Ablösung von den Eltern gestaltet sich schwieriger, da der Diabetes und seine Therapie eine stärkere Bindung an die Eltern hergestellt hatte. Der Wunsch nach altersgerechter Autonomie gerät in Konflikt mit den noch bestehenden Wünschen nach Fürsorge der Eltern. Die Ambivalenz der Gefühle zu den Eltern verstärkt sich. Die Rebellion gegen die Eltern kann sich zu einer Rebellion gegen den Diabetes ausweiten.
- Die Suche nach der Gruppe der Gleichaltrigen kann durch Ängste vor Ablehnung und Ausgrenzung behindert werden. Der Jugendliche fühlt sich wegen des Diabetes „anders", „weniger wert". Fehlt die Fähigkeit, über den Diabetes zu sprechen, können sozialer Rückzug und resignative Stimmungen die Oberhand gewinnen.

Die Pubertät, die für alle Jugendlichen und ihre Eltern eine turbulente Zeit darstellt, bringt für Diabetiker ganz spezielle Ablösungsprobleme mit sich.

Wie geht man mit psychischen Auffälligkeiten um?

Der Diabetes stellt für die ganze Familie eine besondere Belastung dar. Speziell beim Kind kann es zu psychischen Problemen kommen.

Die beschriebenen Entwicklungsaufgaben und damit verbundenen Krisen stellen auch an Familien mit gesunden Kindern immer wieder erhebliche Probleme, bis es zu einem erfolgreichen, psychischen Gleichgewicht aller Familienmitglieder kommt.

Der Diabetes und die Anforderungen der Therapie stellen für die Familie eine zusätzliche Belastung dar, sodass leicht eine Situation der Überforderung und Hilflosigkeit auftreten kann.

Dabei kann es beim erkrankten Kind auch zu Symptomen wie Schlafstörungen, psychosomatischen Problemen, depressiven Verstimmungen und Ess-Störungen kommen. In solchen Fällen kann eine psychosoziale Beratung die Familie bei der Suche nach ihrem Weg zur erfolgreichen Bewältigung des Diabetes unterstützen. Ein solches Angebot sollte Bestandteil des Diabetes-Teams sein.

Eine andere Situation entsteht, wenn die Familie oder auch das Kind bzw. der Jugendliche bereits vor der Manifestation des Diabetes erhebliche Probleme in der Lösung der Entwicklungsaufgaben hatte, sodass Verhaltensauffälligkeiten oder neurotische Störungen sichtbar geworden sind. In diesem Fall sollte eine psychotherapeutische Hilfe durch das Diabetes-Team vermittelt werden.

> *Bei schwer wiegenden Problemen sollte man unbedingt eine psychosoziale Beratung oder eine Psychotherapie in Anspruch nehmen. Kinder und Jugendliche können ihre Probleme nicht allein lösen.*

Die Geschwister des Diabetes-Kindes

Die emotionalen Folgen des Diabetes für die gesunden Geschwister werden oft übersehen. Dabei kann die Erkrankung beim gesunden Geschwister ähnlich intensive Gefühle, Ängste und Fantasien auslösen wie bei den Eltern:

- Ängste, dass die bösen Gedanken und Gefühle, die es bisher gegenüber dem Geschwister gehegt hatte, die Krankheit mit ausgelöst haben könnten. Die Folge können massive Schuldgefühle und Ängste vor Vergeltung, z. B., dass es jetzt auch den Diabetes bekommen wird, sein.
- Die Vorstellung, dass es nun nicht mehr fröhlich oder erfolgreich sein darf, weil das Geschwister darunter leiden könnte.
- Ein falsches Verständnis von Rücksichtnahme, d. h., dass es jetzt das Geschwisterkind schonen müsse und mit ihm nicht mehr böse sein dürfe. Dabei wird es doch gerade wütend, wenn es mit ansehen muss, wie das Geschwister durch seine Krankheit vermehrt die Aufmerksamkeit und Zuwendung der Eltern bekommt.
- Es könnte sich vornehmen, die Eltern in Zukunft nicht mehr so zu belasten, wo diese doch so viele Sorgen haben. So kann es sich mit seinen eigenen Wünschen zurückziehen.

Es ist deutlich, dass die gesunden Geschwister in gleicher Weise Ängste um die eigene Gesundheit, Schuldgefühle und Vereinsamungsängste entwickeln können wie ihre betroffenen Geschwister.

Diese innere Not kann, wenn es nicht zur Aussprache, zu Trost und Verständnis bei den Eltern kommt, auch zu vielerlei psychischen Symptomen bis hin zu psychosomatischen Beschwerden führen.

Wichtige Elternfragen

Soll man die Schulklasse über den Diabetes aufklären?
Schulkinder befürchten oft, von den Mitschülern abgelehnt zu werden, wenn diese von ihrem Diabetes erfahren könnten. Die Eltern sollten mit dem Kind aber immer wieder darüber reden, ob es nicht auf die Dauer entlastender ist, die Klasse zu informieren und nicht nur einige enge Freunde.

Damit wird auch der Gefahr begegnet, dass andere Schüler, die etwas ahnen, aufgrund ihres noch kindgemäßen Krankheitsverständnisses Ängste vor Ansteckung entwickeln und damit den Diabetes in einer fatalen Weise öffentlich machen. Wenn das diabetische Kind sich entscheiden kann, die Klasse zu informieren, sollte der Lehrer gebeten werden, in einer Unterrichtseinheit den Diabetes zu besprechen.

Warum reagieren manche Kinder so ängstlich auf das Spritzen?
Die sehr unterschiedlichen Reaktionen der Kinder auf das Spritzen haben weniger oder kaum mit dem unmittelbaren Schmerzerleben, sondern mehr mit der Haltung der Eltern zum Spritzen zu tun. Eltern, die beim Spritzen nur den Aspekt, Schmerz zuzufügen, sehen, haben Kinder, die wesentlich schmerzempfindlicher mit dem Spritzen umgehen als Kinder von Eltern, die zwar auch das Schmerzzufügen sehen, dazu aber eher die Haltung finden, dass es einer guten Sache dient. Die Haltung „es tut ja gar nicht weh!" oder der Appell an die Vernunft „es muss ja sein, um nicht krank zu werden" führen dazu, dass das Kind sich in seiner Abwehr und seinem Schmerzempfinden nicht angenommen fühlt. Die Mitteilung, dass es kurz weh tun werde, aber dass es dann auch wieder vorbei sei, verbindet beide Aspekte, das Unbehagen bzw. den Schmerz, aber auch die Zuversicht und Hoffnung.

Soziale und gesetzliche Regelungen

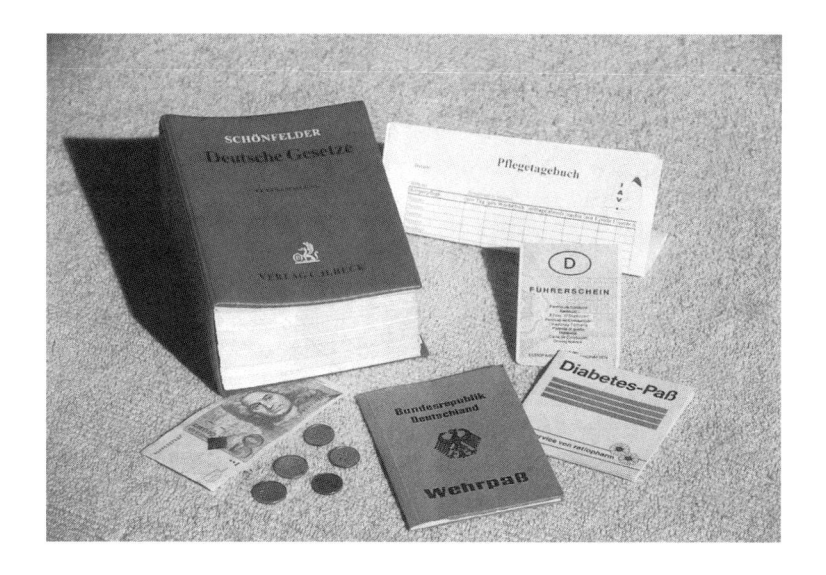

Verschiedene gesetzliche Regelungen sollen Kinder und Jugendliche mit Diabetes bei der Integration in die Gesellschaft unterstützen. Es existieren aber auch gesetzliche Einschränkungen.

Das Anrecht auf Unterstützung

Die Eltern von Diabetes-Kindern sollten sich genau über die bestehenden Rechte erkundigen.

Kinder und Jugendliche mit Diabetes mellitus haben neben der medizinischen, psychologischen und pädagogischen Betreuung ein Anrecht auf Unterstützung bei der Berufsfindung, Ausbildung und der Sicherung des Arbeitsplatzes. Dazu wurden vom Gesetzgeber einige Hilfen im Sozialrecht und im Steuerrecht geschaffen, um die Integration der Diabetiker in die Gesellschaft zu erleichtern.

Das Schwerbehindertengesetz

Die Beurteilung des Grades des Behinderung (GdB), früher auch als Minderung der Erwerbstätigkeit bezeichnet, erfolgt auf der Grundlage des Schwerbehindertengesetzes. Auch Kinder und Jugendliche mit Typ-1-Diabetes haben nach diesem Gesetz einen Anspruch auf die Anerkennung eines GdB von mindestens 30 Prozent. Grundsätzlich wird diese Altersgruppe zur Gruppe der mit Insulin schwer einstellbaren Diabetiker gezählt und meist mit 40 bis 60 Prozent GdB eingestuft. Wer einen GdB von mindestens 50 Prozent aufweist, gilt als schwer behindert und erhält von den Ämtern für Versorgung und Soziales (oder Versorgungsämtern) einen Schwerbehindertenausweis.

Eine Einstufung von mindestens 50 Prozent bedingt gewisse steuerliche Vorteile (z. B. Kraftfahrzeugsteuer), eine bevorzugte Vermittlung von Ausbildungs- und Arbeitsplätzen, einen verbesserten Kündigungsschutz sowie fünf zusätzliche Urlaubstage pro Jahr.

Bis zum 16. Lebensjahr steht den Kindern und Jugendlichen mit Diabetes die Eintragung des *Merkzeichens „H" (= Hilflosigkeit)* im Schwerbehindertenausweis zu. Dieses Merkzeichen berechtigt nach § 33b Abs. 3 EStG 1975 zu einem pauschalen Steuerfreibetrag von 7.200,- DM pro Jahr. Nach dem vollendeten 16. Lebensjahr bis zum vollendeten 18. Lebensjahr wird diese Hilflosigkeit „H" nur mit besonderer Begründung weiterhin anerkannt. Neben dem Steuerfreibetrag kann dieser Ausweis zu kostenloser Beförderung in öffentlichen Verkehrsmitteln, zur Ermäßigung von Eintrittspreisen und zur bevorzugten Vergabe von Studienplätzen und Stipendien berechtigen.

Ein Antrag muss bei dem jeweils zuständigen Amt für Versorgung und Soziales durch die Erziehungsberechtigten gestellt werden.

Weitere Hilfen für Diabetiker sind nach den Bestimmungen des *Bundessozialhilfegesetzes (BSHG)* möglich und werden von den zuständigen Gesundheitsämtern vermittelt. Sie beinhalten Hilfe bei der Berufswahl sowie die Förderung in geeigneten Berufsausbildungsstätten.

Das Pflegegeldgesetz

In den letzten Jahren wurde die Sozialversicherung (Sozialgesetzbuch, SGB) um die soziale Pflegeversicherung im Rahmen der gesetzlichen Krankenversicherung erweitert. Voraussetzung für die Anerkennung der Pflegestufe I ist ein täglicher Mehraufwand von mindestens 90 Minuten. Diese Pflegeleistungen umfassen Körperpflege, Ernährung, Mobilität und hauswirtschaftliche Versorgung. Leistungen wie Insulininjektionen, Blutzucker- und Urinzuckerkontrollen wurden bisher nicht berücksichtigt. Deshalb gilt der Pflegeaufwand für Kinder mit Diabetes bislang überwiegend als nicht ausreichende Voraussetzung für die Anerkennung der Pflegestufe I. Zumindest für einige Kinder wurde inzwischen jedoch die „*Pflegestufe I*" anerkannt. Diese Situation ist natürlich für die betrof-

Die Versorgung eines Kindes mit Diabetes wurde bisher von der Pflegeversicherung nur selten anerkannt.

fenen Eltern unbefriedigend, weshalb in Einzelfällen die Sozialgerichte eingeschaltet wurden.

Die Entscheidung über die Zuerkennung einer Pflegestufe nach dem Pflegegeldgesetz obliegt dem Medizinischen Dienst der Krankenkassen (MDK). Die Arbeitsgemeinschaft für Pädiatrische Diabetologie (AGPD) hat deshalb 1997 eine Stellungnahme veröffentlicht, in der für Kinder mit Diabetes mellitus bis zum zwölften Lebensjahr die Gewährung von Pflegegeld nach SGB XI befürwortet wird.

Krankenkostzulage

Eine diabetesgerechte Ernährung bedingt keine Mehrkosten.

Die Sozialämter können in Deutschland bei diätpflichtigen Erkrankungen zum Ausgleich der Mehrkosten eine Krankenkostzulage nach dem BSHG (§ 23 Abs.4) gewähren. Diese erhöhten finanziellen Aufwendungen bei Diabetes beruhen auf veralteten, starren Diätvorschriften. Die heutzutage nach modernen Grundsätzen geschulten und behandelten Diabetiker benötigen jedoch keine spezielle Diät, die Mehrkosten rechtfertigen könnte. Tatsächliche Mehrkosten werden lediglich durch den Verzehr von Diätprodukten und Diätsüßigkeiten verursacht, die aber für eine gesunde und diabetesgerechte Ernährung nicht erforderlich sind. Insofern wird die Zuerkennung einer Krankenkostzulage von der Deutschen Diabetes-Gesellschaft nicht befürwortet.

Der Führerschein

Für Jugendliche hat der Erwerb des Führerscheins einen hohen Stellenwert. Das Unfallrisiko der insulinbehandelten Diabetiker ist mit dem der übrigen Bevölkerung vergleichbar. Das

Der Führerschein

Straßenverkehrsgesetz (StVG) und die Straßenverkehrszulassungsordnung (StVZO) regeln das Verhalten im und definieren die Voraussetzungen für die Teilnahme am öffentlichen Straßenverkehr.

Kraftfahrzeuge der Klasse II sowie Fahrzeuge zur Personenbeförderung dürfen von Typ-1-Diabetikern nur in seltenen Ausnahmefällen geführt werden. Bei Beantragung der Fahrerlaubnis muss die Frage nach dem Gesundheitszustand beantwortet werden, bevor eine vorgeschriebene ärztliche Untersuchung erfolgt. Auch für die Fahrerlaubnis Klasse I, III, IV und V gilt, dass die Frage nach der Gesundheit wahrheitsgemäß beantwortet werden muss. Bei Falschangabe drohen im Falle einer Unfallbeteiligung andernfalls versicherungs- und strafrechtliche Konsequenzen.

Für den Erwerb des Führerscheins benötigt der Jugendliche ein ärztliches Gutachten.

Meist verlangt das Straßenverkehrsamt eine „medizinische Kraftfahrer-Eignungsbeurteilung" des betreuenden Facharztes, z. B. des Diabetologen. Die Erteilung der Fahrerlaubnis wird ausschließlich von einer konsequent durchgeführten Therapie abhängig gemacht. Vorausgesetzt werden:

- regelmäßige Stoffwechselselbstkontrollen,
- stabile und gute Stoffwechseleinstellung,
- sichere Hypoglykämiewahrnehmung,
- zuverlässige Behandlung der Hypoglykämie,
- in den letzten Monaten keine schwere Hypoglykämie mit Bewusstseinsstörung,
- gewissenhaftes Führen eines Diabetestagebuches.

Diese Voraussetzungen sollten in einem ärztlichen Gutachten positiv beantwortet werden, um Probleme bei der Erteilung des Führerscheins zu verhindern. Regelmäßige ärztliche Kontrolluntersuchungen und Beratungen sind für kraftfahrende Diabetiker in sechswöchigen Abständen vorgesehen.

Soziale und gesetzliche Regelungen

Berufswahl

Die Berufswahl soll sich auch bei Jugendlichen mit Diabetes an den Neigungen, Begabungen und Fähigkeiten orientieren. Grundsätzlich können Diabetiker ohne schwer wiegende diabetische Folgeerkrankungen oder Begleiterkrankungen fast alle Berufe entsprechend ihren Fähigkeiten ausüben.

Einschränkungen bei der Berufswahl sind eindeutig gegeben durch
Selbst- und Fremdgefährdung durch Hypoglykämie:
- Absturzgefahr,
- berufliche Personenbeförderung,
- verantwortliche Überwachungsfunktion,
- beruflicher Waffengebrauch.

Beeinträchtigung der regelmäßigen Stoffwechselselbstkontrollen:
- Tag- und Nachtschichtdienste,
- unregelmäßige Essenszeiten,
- stark wechselnde körperliche Belastungen,
- Unmöglichkeit regelmäßiger Stoffwechselkontrollen.

Das zusätzliche Vorliegen diabetesunabhängiger oder diabetischer Folgeerkrankungen kann die Berufswahl natürlich weiter einschränken.

Das Vorstellungsgespräch

Bei Vorstellungsgesprächen ist der Diabetiker verpflichtet, Fragen nach Krankheiten wahrheitsgemäß zu beantworten. Andernfalls können falsche Angaben als „arglistige Täuschung" nach §123 des Bürgerlichen Gesetzbuches angesehen werden. Der Besitz eines Schwerbehindertenausweises muss prinzipiell dem Arbeitgeber vor Vertragsabschluss bekannt gegeben werden. Eine Freistellung von der Ableistung des Zivildienstes

Der Wehr- und Zivildienst

bzw. Grundwehrdienstes ist selbstverständlich, wenn der Diabetes bei der Musterung angegeben wird.

Anhang

Fremdwörterlexikon

Antagonist Gegenspieler (z. B. Insulin – Glucagon).

Antigene Substanzen, die die Bildung von Antikörpern auslösen. Dabei wird unterschieden zwischen körperfremden und körpereigenen Antigenen.

Antikörper Große Gruppe von spezifischen Eiweißteilchen, die nach dem Kontakt mit Antigenen (z. B. bakterielle Giftstoffe, Viren oder Tumorzellen) gebildet werden und zur Entgiftung bzw. Ausschaltung derartiger „Fremdstoffe" dienen (Antwort des Immunsystems).

Autoimmunerkrankung Durch Autoimmunisierung bedingter Krankheitsprozess wie bei Diabetes oder Rheuma. Verursacht durch eine Immunisierung mit Bildung von Autoantikörpern, die gegen körpereigenes Gewebe gerichtet sind.

Autonomes Nervensystem Nicht dem Einfluss des Willens oder Bewusstseins untergeordnetes Nervensystem, das für die Regulation der Vitalfunktionen (Atmung, Verdauung, Stoffwechsel) zuständig ist.

BE Berechnungseinheit (früher auch „Broteinheit"), entsprechend der Menge eines Lebensmittels, das 10 – 12 g Kohlenhydrate enthält.

Beta-Zellen Zellen der Bauchspeicheldrüse für die Insulinproduktion und -abgabe ins Blut.

CT Konventionelle Insulintherapie: Täglich zwei Insulininjektionen mit definiertem BE-Plan bei sechs bis sieben Mahlzeiten pro Tag.

DDG Deutsche Diabetes-Gesellschaft.

Fettsäuren Wichtigste Bestandteile der Neutralfette, wichtige Energielieferanten. Sie dienen auch als Energiedepot im Fettgewebe.

Fruktosamin Kontrollwert für den mittleren Blutzucker der letzten ein bis drei Wochen.

GAD-Antikörper Glutamatdecarboxylase-Antikörper.

Glucagon Hormon der Bauchspeicheldrüse mit blutzuckererhöhender Wirkung in der Hypoglykämie.

Glukose (Glucose) Traubenzucker.

HbA$_{1c}$ Kontrollwert für den durchschnittlichen Blutzucker der letzten acht bis zehn Wochen.

HLA-Merkmale System von Gewebsantigenen, die für die immunologischen Abwehrmechanismen von Bedeutung sind. Dadurch wird die Erkennung von „körpereigen" und „körperfremd" ermöglicht.

Hormon Wirkstoff, der in geringen Mengen über den Blutweg zum Zielorgan gelangt und Stoffwechselregulationen bewirkt.

Hyperglykämie Überzuckerung, das heißt Blutzucker über 160 bis 180 mg/dl.

Hypoglykämie Unterzuckerung, das heißt Blutzucker unter 50 mg/dl.

IAA Insulinautoantikörper.

ICA Inselzellantikörper.

IA$_2$-Antikörper Antikörper gegen ein Inselzellprotein.

ICT Intensivierte konventionelle Insulintherapie. Trennung der Insulininjektionen in Nüchtern- und prandialen Insulinbedarf mit mindestens vier Injektionen pro Tag.

I.E. Internationale Einheit: Maßeinheit für die Insulinmenge (1 I.E. = 0,04 mg Insulin).

Immunantwort (Immunisierung) Bezeichnung für die Reaktion des Organismus nach Kontakt mit einem Antigen. Es kommt zur Bildung von spezifischen Antikörpern oder zur Aktivierung der weißen Blutkörperchen, die mit dem Antigen spezifisch reagieren, oder zur Immuntoleranz (Nichtreaktion).

Insulinanalogon Chemisch verändertes Insulinmolekül mit geändertem Wirkprofil im Vergleich zum Humaninsulin.
Intramuskulär (i.m.) In die Muskelschicht.
Intravenös (i. v.) In die Vene.
Ketoazidose Übersäuerung des Körpers durch vermehrte Bildung von Säuren und Ketonkörpern.
Ketonkörper Sie entstehen bei unvollständiger Verbrennung aus Fettsäuren bei Insulinmangel oder im Hungerzustand.
KHE Kohlenhydrateinheit = Maßeinheit für die Lebensmittelmenge, die 10 – 12 g Kohlenhydrate enthält.
Koma Bewusstlosigkeit, schwerste Bewusstseinsstörung.
Lanzette Spitze Metallnadel zum Einstechen durch die Haut, z. B. zur Blutgewinnung.
Manifestation Erkennbarwerden einer Erkrankung.
MCT Modifizierte konventionelle Insulintherapie: Insulininjektionen mehr als zweimal täglich, aber ohne strikte Trennung in Nüchtern- und prandialen Insulinbedarf.
Moleküle Kleinste Einzelteilchen chemischer Verbindungen.
Mukoviszidose Angeborene Erkrankung der Lunge und Drüsen mit der Produktion zähflüssiger Schleime, die häufig zur Zerstörung der Beta-Zellen führen.
Nephropathie Nierenerkrankung.
Neuropathie Nervenerkrankung.
Normalinsulin Schnell wirkendes Insulin.
NPH-Insulin (Neutrales Protamin Hagedorn) Heute wichtigstes Verzögerungsinsulin wegen der stabilen Mischbarkeit mit Normalinsulin.
Pankreas (Bauchspeicheldrüse) Organ im Oberbauch mit Doppelfunktion für die Produktion von Verdauungssäften und die Blutzuckerregulation.
Physiologie Lehre von den normalen Lebensvorgängen im biologisch gesunden Organismus.

Prandial Mahlzeitenbezogen.

Reflektometer Blutzuckermessgerät.

Remissionsphase Vorübergehende Erholungsphase der noch intakten Beta-Zellen. Zeit der scheinbaren Genesung. Bei Diabetes nach Therapiebeginn definiert als Phase eines täglichen Insulinbedarfs von weniger als 0,5 I.E. pro Kilogramm Körpergewicht.

Retinopathie Netzhauterkrankung des Auges.

Rezeptoren Empfangs- bzw. Aufnahmeeinrichtungen des Organismus für spezifische Reize (z. B. Insulinrezeptor auf der Zelloberfläche, der nach Insulinbindung eine blutzuckersenkende Stoffwechselregulation bewirkt).

Sensoren Elektrochemisch messende Blutzuckerteststreifen.

Subcutan (s.c.) In das Unterhautfettgewebe.

Symptom Krankheitszeichen.

Thalassaemie Angeborene Mittelmeeranämie. Blutarmut erfordert häufige Transfusionen mit Schädigung der Beta-Zellen.

Verzögerungsinsuline Insuline, die durch Zusätze eine verzögert einsetzende und verlängerte Wirkung im Vergleich zum Normalinsulin aufweisen.

Weiterführende Literatur

Fink, H./Malcherczyk, L.: Diabetes & Soziales. Ein praktischer Ratgeber für alle Diabetiker und ihre Angehörigen. Kirchheim, 1999

Howorka, K.: Insulinabhängig? Kirchheim, 1997

Hürter, P./Jastram, H./Regling, B./Toeller, M./Lange, K./Weber, B./ Burger, W./Haller, R.: Diabetes-Buch für Kinder. Deutscher Ärzteverlag, 1998

Jäckle, R./Hirsch, A./Dreyer, M.: Gut leben mit Typ-1-Diabetes. Arbeitsbuch zur Basis-Bolus-Therapie. Gustav Fischer, 1996

Jörgens, V./Grüßer, M./Berger, M.: Mein Buch über den Diabetes mellitus. Ausgabe für Typ-1-Diabetiker. Kirchheim, 1998

Kalorien mundgerecht.: Umschau, 1998

Kemmerer, F.: Diabetes und Sport ohne Probleme. Praktische Hinweise für diabetische Kinder und Jugendliche sowie deren Eltern. Kirchheim, 1998

Koerber, K. von/Hammann, B./Willms, G.: Vollwerternährung für Diabetiker. Gräfe und Unzer, 1991

Kroll, T./Petermann, F.: Was kranke Kinder brauchen: Hilfen für den Alltag mit chronisch kranken Kindern. Herder, 1993

Lange, K./Burger, W./Haller, R./Heinze, E./Holl, R./Hürter, P./Schmidt, H./Weber, B.: Jugendliche mit Diabetes: Ein Schulungsprogramm. Kirchheim, 1995.

Leitzmann, C./Laube, R./Million, H.: Vollwertküche für Diabetiker. Falken, 1995

Nassauer, L./Fröhlich, A./Petzold, R.: Für Diabetiker – Das große GU Kochbuch. Gräfe und Unzer, 1998

Nuber, G.: Diabetes Journal – Das Buch. Informationen, Adressen, Ansprechpartner. Kirchheim, 1999

Anhang

Ott, G.: Mein süßes Leben. Kirchheim, 1990
Schmeisl, G. W.: Schulungsbuch für Diabetiker. Gustav Fischer Verlag, 1994
Storm, G.-R.: Diabetes von Kindheit an. Ein Ratgeber für Eltern und Betroffene. fit fürs Leben, 1998
Toeller, M./Klischan, A./Hürter, P.: Jugendliche Diabetiker voll drauf! Kirchheim, 1994
Toeller, M./Schumacher, W./Groote, A./Klischan, A.: Kochen und Backen für Diabetiker. Falken, 1996

Zeitschriften

Diabetes Journal.   Offizielles Organ der Deutschen Diabetes-Gesellschaft, des Deutschen Diabetiker-Bundes und der Deutschen Diabetes-Union. Kirchheim Verlag

Diabetes aktuell – Hallo, Du auch?   Offizielles Organ des Deutschen Diabetiker-Verbandes e.V. und des Bundes diabetischer Kinder und Jugendlicher e.V. Gerhards Verlag

Kontaktadressen

Arbeitsgemeinschaft pädiatrische Diabetologie
Sprecher: Dr. R. Holl
Universität Ulm
Albert-Einstein-Allee 47
89069 Ulm
Tel.: 0731 5025314 und 0731 5025301
Fax: 0731 5025309
holl@mathematik.uni-ulm.de

Bund diabetischer Kinder und Jugendlicher e. V.
Hahnbrunner Str. 46
67659 Kaiserslautern
Tel.: 0631 76488
Fax: 0631 97222

Deutscher Diabetiker-Bund e. V.
Bundesgeschäftsstelle
Danziger Weg 1
58511 Lüdenscheid
Tel.: 02351 989153

Stiftung Das zuckerkranke Kind
in der Deutschen Diabetes-Gesellschaft
Informationen über: Prof. Dr. E. Heinze
Universitätskinderklinik Ulm
Prittwitzstr. 43
89705 Ulm
Tel.: 0731 5027715
Fax: 0731 5026714

Anhang

Über die Autoren

Gabriele Scholl-Schilling arbeitete nach der Ausbildung zur Diätassistentin an der Universitätsklinik Mainz in der Abteilung für Endokrinologie der III. Medizinischen Klinik der Johannes-Gutenberg-Universität Mainz und baute dort die Diabetesschulung zusammen mit den ärztlichen Kollegen auf. Parallel absolvierte sie die Zusatzausbildung zur Diabetesberaterin DDG. Seit 1990 führt sie die Schulungen für Eltern, Kinder und Jugendliche mit Diabetes in der Klinik für Kinderheilkunde der Johann Wolfgang Goethe-Universität Frankfurt durch.

Dr med. Jürgen Herwig studierte Medizin an der Westfälischen Wilhelms-Universität in Münster und arbeitete drei Jahre am dortigen Institut für Physiologische Chemie, bevor er die pädiatrische Assistenzarztausbildung an der Universitätskinderklinik Mainz absolvierte. Bereits während dieser Zeit leitete er die Diabetes- und Stoffwechselambulanz der Kinderklinik. Seit 1990 arbeitet er in der Klinik für Kinderheilkunde I der Johann Wolfgang Goethe-Universität Frankfurt als Oberarzt mit vorwiegender Zuständigkeit für die Kinder und Jugendlichen mit Typ-1-Diabetes und angeborenen Stoffwechselerkrankungen. Zu diesem Themenkreis haben die Autoren bereits mehrere wissenschaftliche Publikationen veröffentlicht.